Brigitte Pregenzer

Das Immunsystem stärken mit Hildegard von Bingen

Abwehrkräfte mobilisieren und Ängste abbauen

Tyrolia-Verlag · Innsbruck-Wien

Nachhaltige Produktion ist uns ein Anliegen; wir möchten die Belastung unserer Mitwelt so gering wie möglich halten. Über unsere Druckereien garantieren wir ein hohes Maß an Umweltverträglichkeit: Wir lassen ausschließlich auf FSC®-Papieren aus verantwortungsvollen Quellen drucken und verwenden Farben auf Pflanzenölbasis. Wir produzieren in Österreich und im nahen europäischen Ausland, auf Produktionen in Fernost verzichten wir ganz.

Fotos: alle Brigitte Pregenzer außer S. 107 (IStock.com) und S. 127 (Wikipedia)
Umschlaggestaltung: Manuela Nicolussi Castellan
Layout und digitale Gestaltung: Studio HM, Hall in Tirol
Lithografie: Artilitho, Trento (I)
Druck und Bindung: Florjančič tisk, Maribor
ISBN 978-3-7022-3962-6 (gedrucktes Buch)
ISBN 978-3-7022-3963-3 (E-Book)
E-Mail: buchverlag@tyrolia.at
Internet: www.tyrolia-verlag.at

„Die Kräuter bieten einander
den Duft ihrer Blüten.
Die ganze Natur steht
dem Menschen zu Diensten
und in diesem Liebesdienst
legt sie ihm freudig
ihre Güter ans Herz."

Hildegard von Bingen (LVM 34)

Inhalt

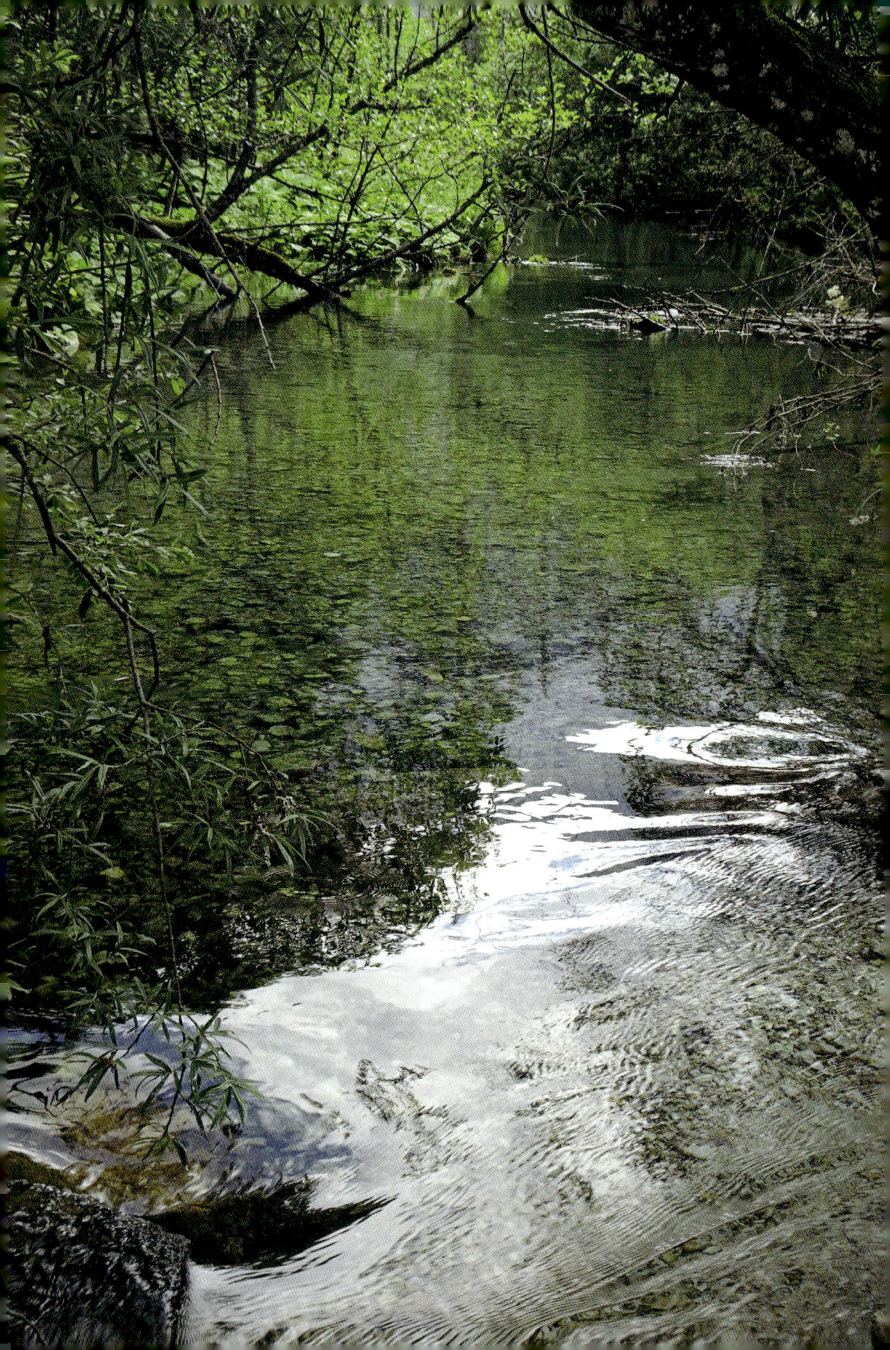

Warum dieses Buch?

Dieses kleine Buch will es nicht mit den großen Werken aufnehmen und ins Regal der Fachliteratur schaffen. Es will vielmehr ein **leicht verständlicher Ratgeber** sein, den man immer wieder zur Hand nimmt und in dem man schnell findet, was zur Stärkung der Abwehrkräfte beiträgt. Das Buch bringt keine neuen Erkenntnisse und beschreibt nichts, was wir nicht schon von Fachleuten gehört hätten, aber es macht uns handlungsfähig und zeigt uns, wie wir Selbstverantwortung übernehmen können.

Es ruft uns in Erinnerung, worauf wir vergessen haben oder nicht mehr vertrauen, weil ständig Neues auf uns einströmt, das vermeintlich besser oder hilfreicher ist. Wir haben das bestmögliche Rüstzeug, um gesund zu bleiben, bereits in uns und sollten es erhalten und unterstützen. Unsere Abwehr, unser **Immunsystem** ist ein perfekt ausgeklügeltes System, das wir nicht verbessern können. Am besten lassen wir es in Ruhe arbeiten und belasten es nicht durch Substanzen, die noch zu wenig erforscht sind.

Anstatt gebannt auf die Lösung von außen zu warten, können wir gut für uns selbst sorgen, indem wir auf einfache und praktische Möglichkeiten zurückgreifen und auf die **Kraft der Natur** vertrauen. Wenn wir nach innen horchen und unserer Intuition und unserem Gespür vertrauen, entdecken wir unsere Fähigkeiten und Möglichkeiten, wir bleiben wirkmächtig und sind nicht der Willkür anderer ausgesetzt.

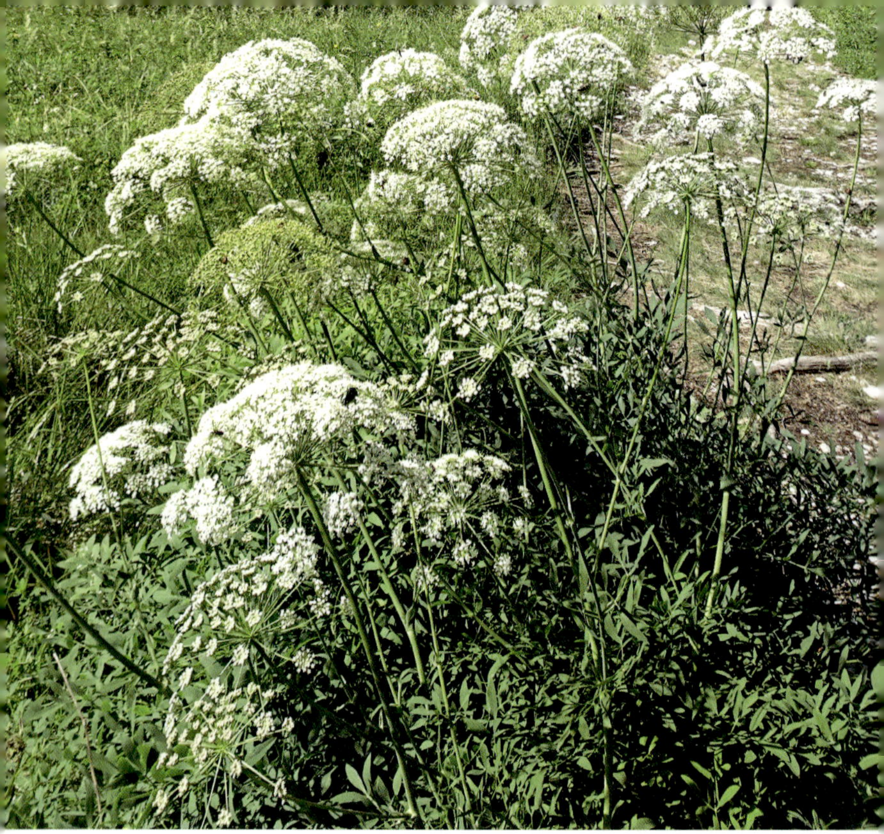

Ich erhebe mit diesem Buch nicht den Anspruch, über Infektionen und Abwehr, Viren und deren Mutationen neue Erkenntnisse zu bringen oder „Bescheid zu wissen". Ich möchte vielmehr einladen, selbstverantwortlich und konkret etwas für die eigene Gesundheit zu tun. Ich gebe einfache Anregungen für ein gesundes Immunsystem und liste die wichtigsten Stärkungs- bzw. Heilmittel und deren Rezepte auf, die aus dem reichen Erfahrungsschatz der **Hildegard von Bingen** stammen.
So können wir täglich etwas für uns, unsere Mitmenschen und unser Umfeld zum Positiven wenden. Wir müssen nicht gebannt

auf Dashboards starren und uns auf Zahlen fixieren, die wenig aussagen und vom eigentlichen Thema ablenken. Wir müssen uns nicht vor einem neuen Virus fürchten und die Impfung als alleinige Lösung sehen, sondern *wir* haben die Wahl, wie *wir* uns verhalten, woran *wir* glauben und worauf *wir* vertrauen.

Und damit sind wir beim eigentlichen Thema dieses Buches, der **Selbstverantwortung**. Wir sind bei den Möglichkeiten, die jedem Menschen offenstehen und zugänglich sind. Wir können uns jederzeit gesund ernähren, wir können uns ohne Rezept bewegen und genügend schlafen. Wir können viele unserer Interessen verfolgen und unsere Talente leben, und sollte manches wegen der Maßnahmen zur Pandemiebekämpfung nur eingeschränkt möglich sein, entdecken wir vielleicht neue Interessen und Talente und erfreuen uns daran. Wir können den spirituellen Teil in unserem Leben festigen und die Lebensfreude stärken. Zudem haben wir die wunderbaren Hildegardmittel, deren heilende und kräftigende Wirkung unbestritten ist und die man nach kürzester Zeit unmittelbar am eigenen Körper spürt.

Sie finden in diesem Ratgeber die wichtigsten Mittel, um die körpereigene Abwehr zu stärken, damit Viren, Bakterien und sonstige Keime keine Krankheit verursachen können, und solche, die Sie bei einer Infektion sofort richtig anwenden können. Sie finden **Mittel gegen die Angst und für die Zuversicht**. Zudem finden Sie in diesem Buch ganz „normale" Lebensregeln. Beim Wort „Regel" regt sich gerne Widerstand – es kann aber auch eine Einladung sein, eine wohltuende Ordnung und eine Zuverlässigkeit in sein Leben zu integrieren. Regeln – wenn sie selbst gewählt sind – bieten eine Struktur und einen Rahmen, an denen man sich orientieren kann – zum eigenen Wohl und dem von Familie und Freunden.

Wer bin ich?

Wer bin ich, dass ich mir anmaße, einen Ratgeber für ein intaktes Immunsystem zu schreiben? Welche medizinische Ausbildung habe ich, um über Abwehrmechanismen, „gefährliche" Viren und dergleichen zu schreiben?
Ich habe keine medizinische Ausbildung im klassischen Sinne, aber ich behaupte ganz selbstbewusst, dass ich ein gutes Gespür fürs Leben habe, und ich weiß, dass das Leben, die Schöpfung, der Schöpfer – oder wie immer wir diese höhere Instanz bezeichnen wollen – es gut mit uns meinen. Wir sind Teil eines großen Ganzen und dieses Ganze will sich erhalten, will am Leben bleiben als ein großer Organismus – und zu diesem Organismus gehören wir Menschen als große Lebewesen genauso wie kleine Lebewesen oder noch kleinere wie Viren, Bakterien, Pilze oder Mikroorganismen und wir alle kooperieren und bilden eine Symbiose.
Wenn Politiker, Wirtschaftswissenschafter, Mathematiker, Sportler und Prominente, die in medizinischen Belangen auch keine Qualifikation haben, Empfehlungen für eine Impfung abgeben, darf ich mich für die **Stärkung des Immunsystems** einsetzen.

Woher nehme ich dieses „Selbst-Bewusstsein"? Es ist – wie bei allen Menschen – seit Anbeginn in mir und wurde in meiner Kindheit und Jugend nicht zunichte gemacht, sondern durch **Naturerfahrungen** gestärkt, durch Beziehungen gefestigt und durch ein unerschütterliches Vertrauen ins Leben immer wieder erweitert.

An dieser Stelle sei meinen Eltern ein verspäteter Dank ausgesprochen, den ich ihnen auf diese konkrete Weise nie gesagt habe, weil es mir zu ihren Lebzeiten nicht notwendig erschien, weil es bisher so selbstverständlich und natürlich war, **selbst zu denken**, **zu entscheiden** und **frei zu sein**.
Aber die Zeiten haben sich tatsächlich geändert; die Selbstverständlichkeiten einer Reise, eines Ausflugs, einer Begegnung, einer Umarmung sind nicht mehr selbstverständlich.
Was „normal" war, veränderte sich schleichend in die „neue Normalität" und das ganzheitliche Wohlbefinden des Menschen wird dabei nicht berücksichtigt.
Wir halten unsere Mitmenschen auf Abstand und verstecken uns hinter Masken. Und damit verstecken wir auch unsere Emotion, unsere Sorge und unsere Angst.

Meine Eltern haben mir Respekt vor der Natur und Freude an ihr vermittelt, sie haben mir die Wertschätzung von Lebensmitteln und den Genuss von gutem Essen mitgegeben, sie haben mir Werte vermittelt und gesunde Grenzen aufgezeigt – und dies alles haben sie auch vorgelebt. Ich konnte meine Erfahrungen machen und meine Meinung äußern und musste mir dafür die ihre anhören. Das war oft lästig, hat aber den Blick und die Perspektive erweitert und den Respekt dem anderen gegenüber gefördert. Seine Meinung zu äußern scheint derzeit schwieriger denn je und die Toleranz Andersdenkenden gegenüber ist gering. So danke ich auch meinem Verlag für die Gedankenfreiheit in diesem Ratgeber.

Wir sind als Gesellschaft und als Individuum in einer „Aufgeregtheit", die destruktiv ist: Die Selbstverständlichkeit unseres Alltags ist uns abhandengekommen; unser Aktionsradius wird eingeschränkt; Kinder und Jugendliche machen all die wertvollen

Erfahrungen nicht mehr, die zu einer gesunden Entwicklung dazugehören; Erwachsene werden folgsam und diejenigen, die nicht zu den Folgsamen gehören, werden diffamiert oder gar denunziert.
Echtes Leben funktioniert aber nicht per Zoom und Kindheit geht nicht „online".

Bis zu dieser eigenartigen „Krise", die wir derzeit durchmachen, wusste ich nicht, welch wertvolles Rüstzeug meine Eltern meiner Schwester und mir mitgegeben haben – dafür musste ich sechzig plus werden und gehöre damit schon zur „Risikogruppe". Dank dieses Rüstzeugs bleibe ich kritisch, glaube nicht alles, was ich höre, hinterfrage „Tatsachen", informiere mich und vergleiche. Und vor allem vertraue ich auf meine Wahrnehmung, meine Erfahrung und mein „Gespür". Dies gilt zwar in unserer anscheinend faktenbasierten Welt nicht mehr, aber auch die Fakten haben sich verändert. Fake News sind manchmal doch wahr und das macht es auch nicht einfacher.

Seit mehr als 25 Jahren beschäftige ich mich intensiv mit der **Hildegardlehre**. Ich durfte zahlreiche Erfahrungen sammeln und auch durch den ständigen Austausch mit vielen Menschen sind mir die „Lebenslehre" und die Heilkunde der Hildegard von Bingen wertvolle Begleiterinnen in meinem Leben geworden. Hildegard von Bingen hat uns einen **wunderbaren Wissensschatz** hinterlassen und wir können aus ihm jederzeit holen, was wir brauchen. Dabei möchte ich mit diesem Ratgeber behilflich sein.
Wenn all die Experten neue Erkenntnisse und Empfehlungen von sich geben, die sich nach kürzester Zeit wieder ändern, erlaube ich mir, auf Grundlage der Hildegardlehre altbewährte Heilmittel in Erinnerung zu rufen.

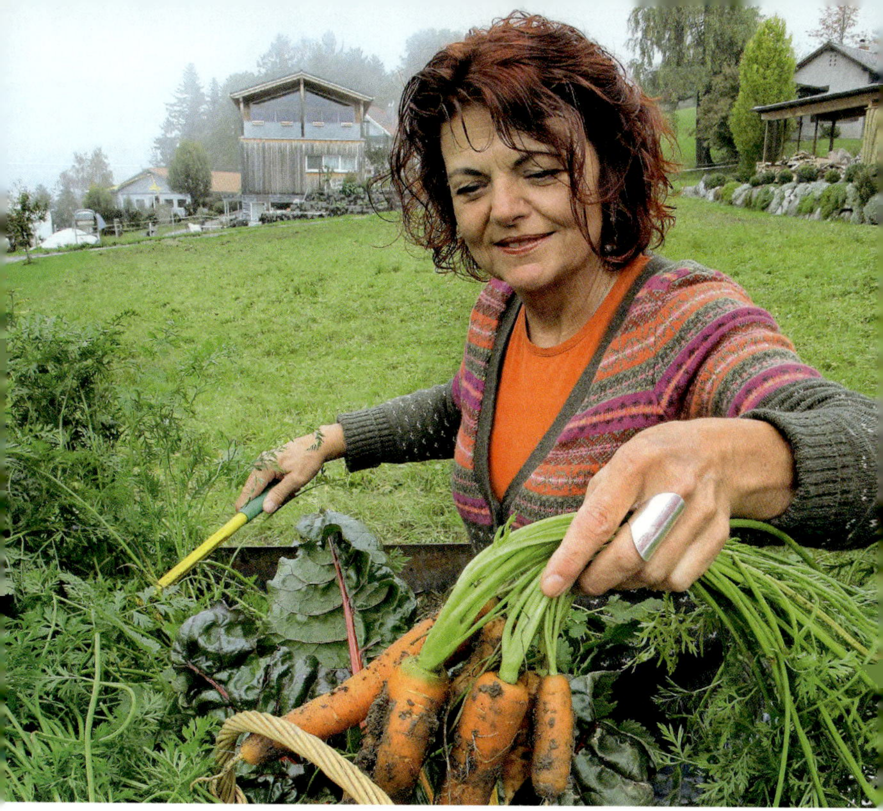

Warum also nicht gut durchatmen, nach innen hören und nachspüren, was wahr sein könnte in diesem unübersichtlichen Informationsdschungel? Und dann etwas altmodisch gegen den Mainstream schwimmen und auf Hildegard von Bingen vertrauen – die zu ihrer Zeit, im 12. Jahrhundert, auch gegen den Strom geschwommen ist. Sie war zu ihrer Zeit umstritten, wurde angefeindet, rechtmäßige Zahlungen wurden ihr verweigert und ihr Kloster wurde mit dem Bann belegt, weil sie „ungehorsam" war. Heute zeigt die Geschichte, dass die im Oktober 2012 von Papst Benedikt XVI. zur Kirchenlehrerin erhobene Mystikerin letztlich doch Recht behalten hat.

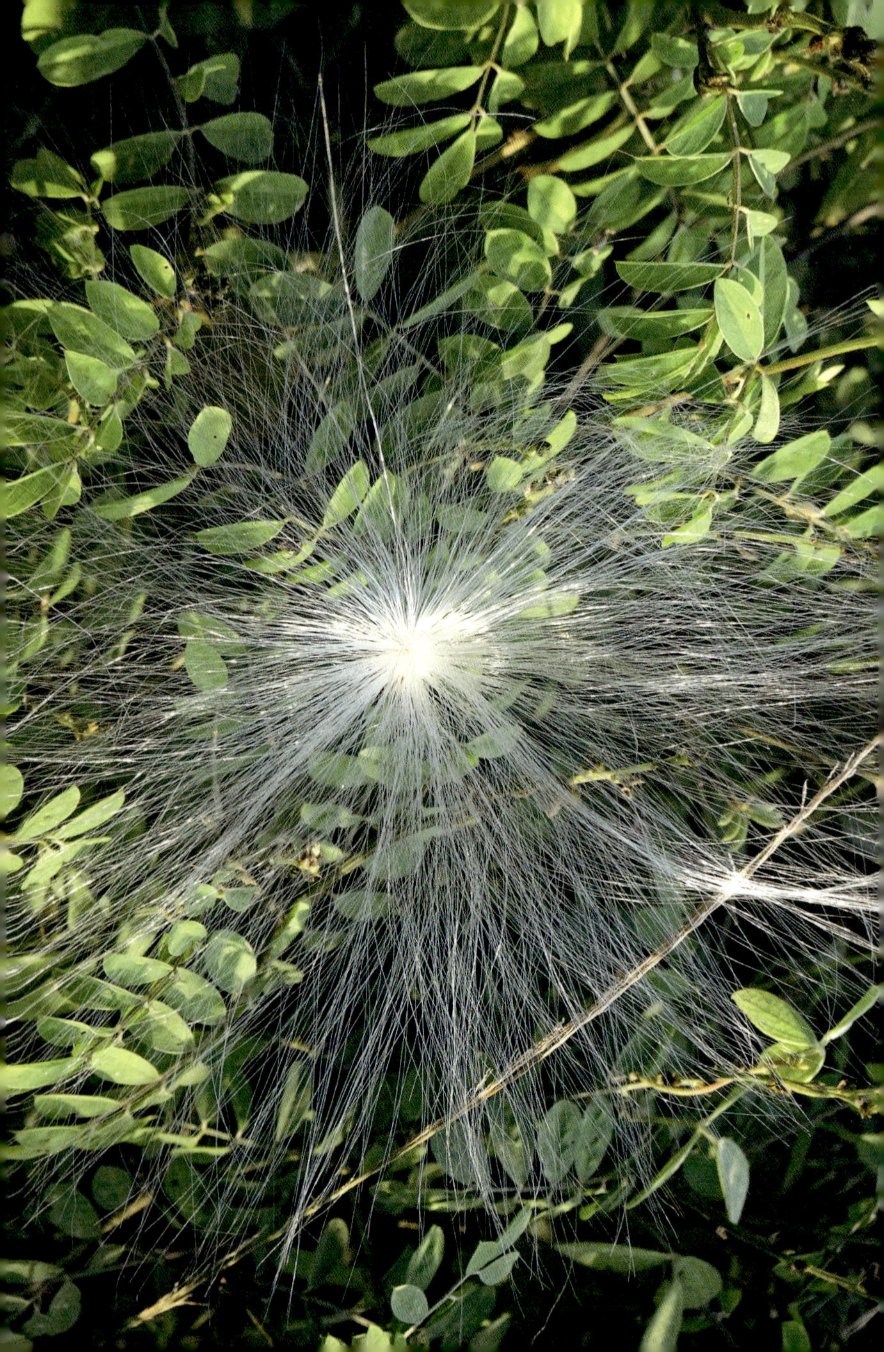

Unser Immunsystem –
das Beste, was die Natur zu bieten hat

Unser Immunsystem ist ein hocheffizientes und ausgeklügeltes System, das uns vor Krankheit bewahrt. Es erkennt körpereigene oder körperfremde Substanzen und reagiert im Normalfall angemessen darauf. Der Körper ist in der Lage, Viren, Bakterien, Parasiten, Schadstoffe und veränderte Körperzellen zu erkennen und damit umzugehen. Bei Autoimmunerkrankungen kommt es jedoch zu überschießenden Reaktionen und die Zahl dieser Erkrankungen ist im Zunehmen begriffen.

Diese Abwehr ist teilweise angeboren und andernteils erwerben wir sie durch den Kontakt mit Erregern. Durch diesen Kontakt kräftigen wir unser Immunsystem und sind sozusagen immer auf dem neuesten Stand, weil unsere Abwehr dazulernt – sozusagen durch „**Erreger-updates**". Dieses komplexe System wird durch unsere Lebensweise in Balance gehalten, gestärkt oder auch geschwächt und somit ist jede und jeder von uns selbst zuständig und verantwortlich dafür. Das Immunsystem selbst schafft das Milieu, in dem sich Viren, Bakterien und Keime wohlfühlen bzw. „in Schach gehalten werden".

Wer über einen langen Zeitraum die Bedürfnisse des Körpers und in weiterer Folge der Seele ignoriert, wird krank und gleichzeitig anfällig für Infekte.
Wir können uns krank oder gesund essen, wir können uns in Richtung Gesundheit bewegen oder versauern, wir können uns gesundschlafen oder Stress fördern. Wir können durch Freude

und durch Naturerfahrungen unser Immunsystem stärken oder das Gegenteil bewirken, wenn wir „indoor" jammern.

Unser Immunsystem braucht Training, es darf und muss sich mit Krankheitserregern auseinandersetzen, denn so gelangen wir zu einer gesunden Abwehr und zur „Herdenimmunität".
Masken sind im Operationssaal oder bei einer großen Virenlast, wenn jemand hoch ansteckend ist, kurzzeitig sinnvoll. Als Dauermaßnahme sind Masken aber kontraproduktiv, weil sie bei ständigem Gebrauch das Immunsystem schwächen, indem sie eine keimfreie Situation schaffen, die im Alltag normalerweise nicht gegeben ist. **Das Training fällt sozusagen weg!**

Auch der Zusammenhang von **Immunsystem und Psyche** ist unbestritten. Die Forschung nennt dies **Psychoneuroimmunologie** und belegt, worauf Hildegard von Bingen im 12. Jahrhundert bereits hingewiesen hat: Zufriedene und vor allem **angstfreie Menschen** und solche mit **guten sozialen Kontakten** sind weniger krankheitsanfällig. Menschen, die oft **berührt und umarmt werden**, werden weniger krank und genesen rascher, Menschen, die freudvolle Erfahrungen machen und oft lachen, sind gesünder. Doch genau das Gegenteil wird derzeit von uns verlangt! „Soziale Distanzierung" liegt nicht in der Natur des Menschen und Berührung ist ein Grundbedürfnis, genauso wie Freude zu verspüren und zu lachen.
Wir sind selbst in der Lage und somit in der Verantwortung, gut auf uns und auf andere zu achten und **uns nicht davon abhalten** zu lassen, das zu tun, was wir für richtig halten.

Nicht das Virus ist entscheidend, sondern das Milieu

Die Frage, ob das Bakterium (Virus, Keim) oder das Umfeld, in dem es sich befindet, die Infektion und in weiterer Folge die Krankheit verursacht, wird bis heute unterschiedlich beurteilt und ist noch immer ein „wissenschaftlicher Glaubenskrieg".
Für Louis Pasteur (1822–1895, Biochemiker und Mitbegründer der medizinischen Mikrobiologie), auf den die Pasteurisierung und die Entwicklung der Impfung zurückgehen, war der Meinung, die Keime müssten bekämpft werden, und er hatte schon zu seiner Zeit Kollegen, die seine Lehre widerlegten. Seine Beziehungen zum Geldadel waren jedoch besser und deshalb auch sein Einfluss.
Die heute bekanntesten seiner Kritiker sind Dr. Claude Bernard (1813–1878) und Prof. Dr. Antoine Béchamp (1816–1908), ein französischer Chemiker, Mediziner und Pharmazeut, der mit Hippokrates übereinstimmt, dass Krankheit in uns und durch uns entsteht. Keime jedweder Art sind die Voraussetzung allen Lebens und alles Lebendigen – ohne Keime gäbe es gar kein Leben. Wir sind, salopp formuliert, umzingelt und besiedelt von Mikroorganismen, Keimen, Viren und Bakterien und sind somit ein lebendes Biotop inmitten eines größeren Biotops.

Waren für Pasteur Keime unsere Feinde, die Krankheiten verursachen und die wir deshalb „eliminieren" müssen, so gehörten für Béchamp, Bernard und andere Mediziner „Lebenskeime" ganz natürlich zum menschlichen Organismus. Sie sind für unsere Stoffwechselvorgänge zuständig und es wäre fatal, wenn wir in einer keimfreien Umgebung leben müssten. Wir wissen heute, dass eine lebendige, etwas unsaubere Umgebung unser Immunsystem stärkt, dass Kinder weniger Allergien haben, wenn

sie auf dem Land bzw. auf einem Bauernhof aufwachsen, und dass eine keimfreie Umgebung steril und „unlebendig" ist und anfälliger für Krankheiten macht.
Kinder, die per Kaiserschnitt auf die Welt kommen, haben ein wesentlich schwächeres Immunsystem als Kinder, die auf dem Weg durch den Geburtskanal den „Bakterienmix" der Mutter mitbekommen haben.

Pasteur soll am Ende seines Lebens doch noch gesagt haben, was Béchamp zeitlebens vertrat: „**Die Mikrobe ist nichts, das Milieu ist alles**." Hier sei die Frage erlaubt, ob unsere aktuellen Experten und Wissenschaftler eine ähnlich lautende Antwort geben werden, wenn die Corona-Zeit dereinst Geschichte sein wird – und hoffentlich nicht zu unserer „neuen Realität" geworden sein wird.

Wenn wir also unser **Milieu pflegen**, müssen wir keinen Krieg gegen Bakterien und Viren führen. Wir brauchen (bis auf wenige Notfälle) keine Antibiotika, die sowieso nur gegen Bakterien und NICHT gegen Viren wirken und vor allem unsere Darmflora und somit unser Abwehrsystem schwächen. Wir brauchen keine Impfung für alle, wenn nur wenige gefährdet sind. Wir können unser eigenes **Immunsystem stärken**, wir können es beeinflussen und tatsächlich selbst „machen" – und das täglich.

Immunsystem Darm

Wir alle hätten gerne ein gutes Leben, einen gesunden Körper und ein frohes Gemüt. Um dies zu erreichen, machen wir oft zu viel des Guten bzw. des Falschen. Wir essen und trinken zu viel, machen zu viel Sport oder verbringen zu viel Zeit auf der Couch, wir amüsieren uns und konsumieren zu viel und verbringen zu viel Zeit mit Medien aller Art. Dies alles schlägt sich auf unsere Verdauung, auf unseren Darm und somit auch auf unser Gemüt, denn Verdauung und Psyche hängen genauso zusammen wie Bauch und Hirn.

Für mehr Wohlbefinden und ein **funktionierendes Immunsystem** brauchen wir in erster Linie einen gesunden Darm – und diesen behandeln wir oft nachlässig und muten ihm zu viel zu. So nehmen wir im Laufe unseres Lebens ca. 30 Tonnen feste Nahrung und 50.000 Liter Flüssigkeit zu uns. Bei dieser enormen Menge wäre es nur logisch und enorm wichtig, dass wir „gute Lebensmittel“ verwenden. Leider ist das Gegenteil der Fall und in Deutschland sind 60 Prozent der Nahrungsmittel Fertig- oder Halbfertigprodukte, die durch chemische Zusätze verfremdet und belastet sind.

Die Lebensmittel-„Industrie“ verzeichnet enorme Zuwächse, die Anzahl der Bauern und Ackerflächen jedoch geht zurück. Lebensmittel und Industrie sind ein Widerspruch in sich, aber wir haben die Verantwortung für unsere Ernährung leider aus der Hand gelegt und sehen darin keinen Wert mehr. Wir gehen den bequemen Weg und lassen „Lebensmittel“ zu „Nahrungsprodukten“ verfremden und konsumieren gefärbte, verformte, verfremdete und aromatisierte Kunstprodukte und bescheren den Lieferdiensten und Takeaways stetig steigende Umsätze.

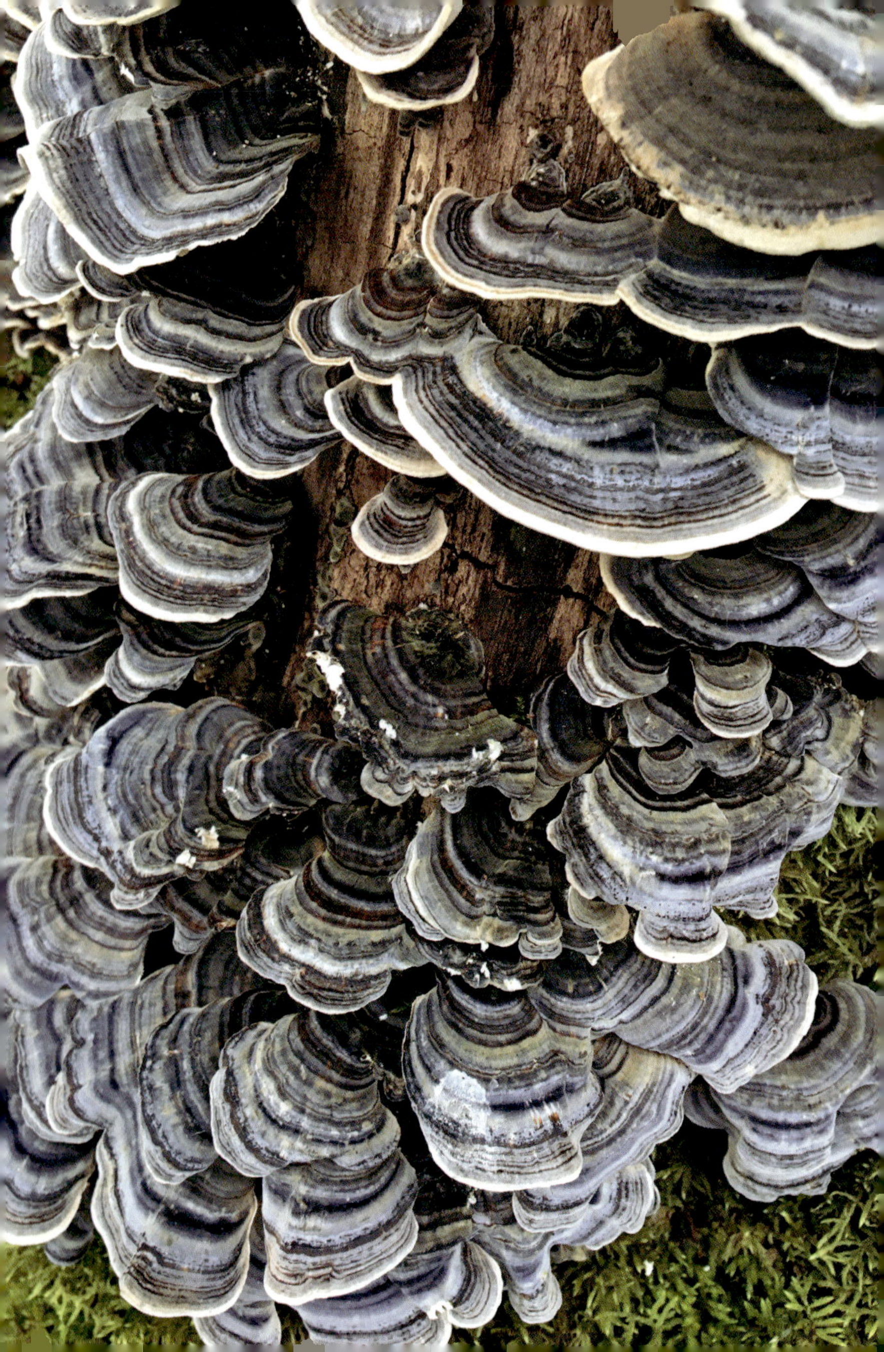

Hinzu kommt unser moderner Lebensstil mit viel Stress, wenig Schlaf und zu wenig Freudvollem, das unsere Seele streichelt.

Darmbiom und Darmbakterien

Die Erforschung der Innenwelt von Magen und Darm bringt zahlreiche Erkenntnisse und was bisher unsere „**Darmflora**" war, kennen wir nun unter dem Begriff „**Mikrobiom**" oder „**Darmbiom**". Dieses ist bei jedem Menschen so einmalig und einzigartig wie sein Fingerabdruck – es steuert körperliche Prozesse, ist zuständig für das Immunsystem, für die Psyche und auch für Unverträglichkeiten und Allergien. Unglaubliche **80 Prozent unseres Immunsystems sitzen in unserem Darm**.

Die Verdauung beginnt bereits im **Mund**. Durch gutes Kauen wird die Nahrung mit dem Speichel gemischt und „magenfreundlich" vorverdaut durch die Speiseröhre in den **Magen** geschoben. Hier wird sie durchgeknetet, mit Magensaft und Säure vermischt und weiter verdaut. Das Magengewebe selbst ist durch eine dichte Schleimschicht vor der eigenen Säure geschützt.
Der **Magenpförtner** entlässt den Nahrungsbrei portionenweise in den **Zwölffingerdarm**. In diesen gelangt die **Galle**, die in der **Leber** produziert und in der **Gallenblase** gespeichert wird und die Auflösung von Fetten erleichtert. Weiters gelangen Enzyme aus der **Bauchspeicheldrüse** in den Zwölffingerdarm, die Fette, Eiweiße und Kohlenhydrate spalten. Schon aus Magen und Zwölffingerdarm werden manche Nahrungsbestandteile über die **Pfortader** zur Leber transportiert. Diese filtert Giftiges heraus, speichert Zucker und Fett und bildet zahlreiche neue Stoffe – z. B. Cholesterin.
Der 5 Meter lange und ca. 4 cm breite **Dünndarm spielt die Hauptrolle** bei der Verdauung. Der Speisebrei aus dem Zwölffingerdarm wird durch gezielte Kontraktionen der Längs- und

Ringmuskulatur der Darmwand weitergeschoben. Dies ist möglich durch ein Geflecht an Nervenzellen.
Verdauungsenzyme zerlegen die Nahrung unablässig in immer kleinere Moleküle und diese werden von Millionen Zellen der **Darmschleimhaut** aufgenommen – inklusive der Mineralstoffe und Vitamine. Am Ende des Dünndarms wird zudem ein Teil der Verdauungssäfte aus dem restlichen Brei zurückgewonnen, bevor der „dicke Rest" in den Dickdarm geschoben wird.
Der **Dickdarm** ist ca. 1 Meter lang und 6 cm breit und beginnt mit dem **Blinddarm**. Dieser ist mit seinem lymphatischen Gewebe wichtig für die Immunabwehr schädlicher Erreger. Im Dickdarm helfen Billionen Mikroben, Unverdautes zu zersetzen und weitere Nährstoffe zu gewinnen. Im Dickdarm wird dem Speisebrei Wasser entzogen und der Speisebrei eingedickt, bevor er mit abgestoßenen Schleimhautzellen und zahllosen Mikroben zum Rektum geschoben wird. Und dies alles geschieht ohne unser Zutun!

Unsere Verantwortung liegt lediglich in der Art und Weise, wie wir uns ernähren! Aber genau das ist entscheidend für unsere Gesundheit und unsere Abwehr.

Wir gehen heute davon aus, dass jeder Mensch die Unzahl von 100 Billionen **Bakterien** besitzt und allein unser Darm von bis zu 2000 unterschiedlichen Spezies von Bakterien besiedelt ist.
Diese **Mikroben** besitzen rund 10 Millionen Gene – und das Faszinierende daran ist: Deren Aktivität beeinflusst die Aktivität unserer körpereigenen Gene.
Die Mikroben helfen bei der Zersetzung von Mahlzeiten und beeinflussen so die Art und Weise, wie wir unsere Nahrung verwerten. Darüber hinaus wirken sie durch die von ihnen selbst erzeugten Stoffwechselprodukte auf den gesamten Körper und

beeinflussen über den Darm das **Immunsystem**, die **Nerven**, den **Energiehaushalt** sowie innere Organe wie **Herz** und **Leber**. Und das auf positive wie auf negative Weise. So wurde beispielsweise erkannt, dass Entzündungen oder Krebserkrankungen oft im Zusammenhang mit spezifischen Veränderungen in der **Bakterienzusammensetzung** im Darm stehen.
Die Mikroben produzieren auch Botenstoffe, so genannte **Metaboliten**, die auf ähnliche Weise **wie körpereigene Hormone auf unsere Psyche einwirken**. Die typischen Hildegardlebensmittel wie Dinkel, Maroni, Fenchel oder Wurzelgemüse und die Hildegardgewürze sind also **„Frohmacher und Futter" für die „guten" Darmbakterien**.

Darmbarriere

Alles, was unser Körper aufnimmt, muss zunächst die so genannte Darmbarriere passieren. Ist die Darmschleimhaut intakt, nimmt der Organismus gezielt Wasser und Nährstoffe auf und leitet sie über das Blut und die Lymphgefäße zu ihrem Bestimmungsort; unerwünschte Darminhalte werden dagegen am Eindringen gehindert.
Diese Barrierefunktion kann aber durch verschiedene Einflüsse wie **Mikrobiomveränderung** oder **Entzündungen** gestört werden. Dann gelangen Fremdstoffe und Erreger ins Gewebe, die das **Immun- und Nervensystem im Darm** reizen und dadurch Beschwerden verursachen können.
Manche Unverträglichkeiten von Nahrungsmitteln scheinen mit einer gestörten Barrierefunktion in Zusammenhang zu stehen.

Der Darm ist eine **komplexe Chemiefabrik**, die gut zwei Dutzend **Nervenbotenstoffe** herstellt. Substanzen, die **auch im Gehirn** gebildet werden und dort etwa für ein Wohlgefühl sorgen.

Zudem enthalten die Wände des Darms **100 bis 200 Millionen Nervenzellen**. Die Nervenzellen im Darm sind in der Lage, die Verdauung vom Magen abwärts völlig autonom zu steuern. Sie koordinieren die **Infektabwehr**, geben Befehle an die Muskeln, sich zu kontrahieren und so das Gegessene weiterzuschieben – oder das „Notfallprogramm" zu starten.

Bauchhirn

Heutige Erkenntnisse gehen davon aus, dass es eine ständige **Kommunikation zwischen Darm und Gehirn** gibt, ja man spricht von regelrechten **neuronalen Schnellstraßen**, die große Teile des Darms und das Denkorgan direkt miteinander verbinden. Und offenbar fließen die Daten vor allem in eine Richtung: Bis zu 90 Prozent der Informationen strömen **vom Bauch zum Gehirn**.
Der Darm ist also viel mehr als ein Verdauungsschlauch – er ist das Sprachrohr unseres Bauchs – und **was wir essen, beeinflusst unser Denken**. Im Gehirn werden die Informationen aus dem Darm unter anderem in jenen Regionen verarbeitet, die Auswirkungen auf unser Gefühlsleben haben. Leiden wie Autismus, Übergewicht, Parkinson oder Depression haben oft mit Vorgängen im Darm zu tun.

Was sich Darm und Gehirn zu sagen haben

Forscher fanden heraus, dass die meisten Botschaften des Darms an das Gehirn „**Statusmeldungen**" sind, die unbewusst verarbeitet werden. Ist alles in Ordnung, übersetzt das Gehirn die Signale in Wohlsein; gerät etwas durcheinander, drückt sich dies ebenfalls aus – durch negatives Befinden.
Umgekehrt registriert der Darm, wenn es dem Gehirn nicht gut geht. Empfindet das Gehirn großen Stress oder seelische Belastung, erreicht das auch den Darm. Er reduziert seine Tätigkeit – mit der Folge von Appetitlosigkeit, Verstopfung oder Durchfall. Egal wie der Darm die Verdauung stoppt: Die dadurch **eingesparte Energie** kann das Gehirn nutzen, **um den Stress zu bewältigen**.

Bakterien im Darm bestimmen womöglich sogar über unseren Charakter

Kanadische Forscher übertrugen einer von Natur aus eher zaghaften Linie von Mäusen die Darmbakterien wagemutiger Nager. Bald darauf agierten die Mäuse tatsächlich abenteuerlustiger.
Sie konnten sogar feststellen, dass die Darmflora auch die Hirnentwicklung beeinflusst. Dazu ließen sie Mäuse in steriler Umgebung aufwachsen, sodass sich kein Darmbiom entwickeln konnte. Dies hatte zu Folge, dass bei diesen Mäusen gewisse Hirnregionen im Vergleich zu „normalen" Mäusen verkleinert bzw. vergrößert waren. Auch das Verhalten der Mäuse änderte sich: Sie hatten weniger Kontakt zu anderen Mäusen und litten mehr unter Stress.

Wie kann es sein, dass Mikroben im Darm auf unser Gehirn wirken?

Zahlreiche Bakterienarten produzieren im Darm **psychoaktive Substanzen**, darunter die gleichen Neurotransmitter, mit denen auch das menschliche Gehirn arbeitet. Einige Bakterienarten stellen etwa **Serotonin** her, einen Stoff, der im Gehirn eine wichtige Rolle bei Depressionen spielt und im Darm dessen Bewegungen reguliert.
Andere Bakterien haben sich auf **Dopamin** spezialisiert. Die Mikroben stellen diese Substanzen als Abfallprodukte ihrer Stoffwechselvorgänge her und über die Darmschleimhaut können sie ins Blut und womöglich bis ins Gehirn gelangen. Vielleicht binden sich manche dieser Stoffe auch an das Nervengeflecht, das den Verdauungstrakt wie ein Netz umgibt. Ändert sich dann die Zusammensetzung der Darmflora (etwa durch **Hildegardernährung** auf der Basis von **Dinkel**, **Obst** und **Gemüse**), entsteht in unseren Eingeweiden ein neuer „Cocktail" aus Botenstoffen; die umliegenden Nervenzellen registrieren die Veränderung und leiten die Informationen an das Gehirn weiter. Wir sind unserer Darmflora also nicht schutzlos ausgeliefert. Welche Bakterien im Einzelnen auf unser Nervensystem einwirken, ist derzeit noch weitgehend unklar – als gesichert gilt jedoch: **Je artenreicher ein Mikrobiom, desto positiver sind die Effekte auf Körper und Geist.**

Die Macht der Ernährung

Was bedeutet das für uns? Wir können durch **hochwertige und abwechslungsreiche Ernährung** unser Darmbiom mitgestalten und **über den Darm** auf Hirnareale einwirken. Auf diese Weise können wir **Zuversicht stärken** und unsere Sorgen und **Ängste minimieren**.

Durch eine vernünftige Vielfalt an Lebensmitteln und eine saisonale Abwechslung auf unserem Speiseplan siedeln sich mehr Arten von Mikroben in unserem Verdauungsapparat an. Eine Ernährungsweise, die reich an ungesättigten Fettsäuren und Ballaststoffen ist, verbessert die Darmflora, dämmt Entzündungen ein und hilft bei Depressionen. So werden Dinkel und Co. zu Heilmitteln und wir zu unserem eigenen Arzt.
Besteht unsere Ernährung hauptsächlich aus verarbeiteten Lebensmitteln, viel Zucker und gesättigten Fetten, schadet dies dem Mikrobiom und befeuert Entzündungen.
Fehlen zudem **Ballaststoffe**, von denen sich die Mikroben ernähren, beginnen manche Bakterien sogar, die Schleimschicht des Dickdarms anzunagen – sodass Krankheitserreger leichter eindringen können und das **Immunsystem in Alarm versetzen**. Der Mensch ist also tatsächlich, was er isst.

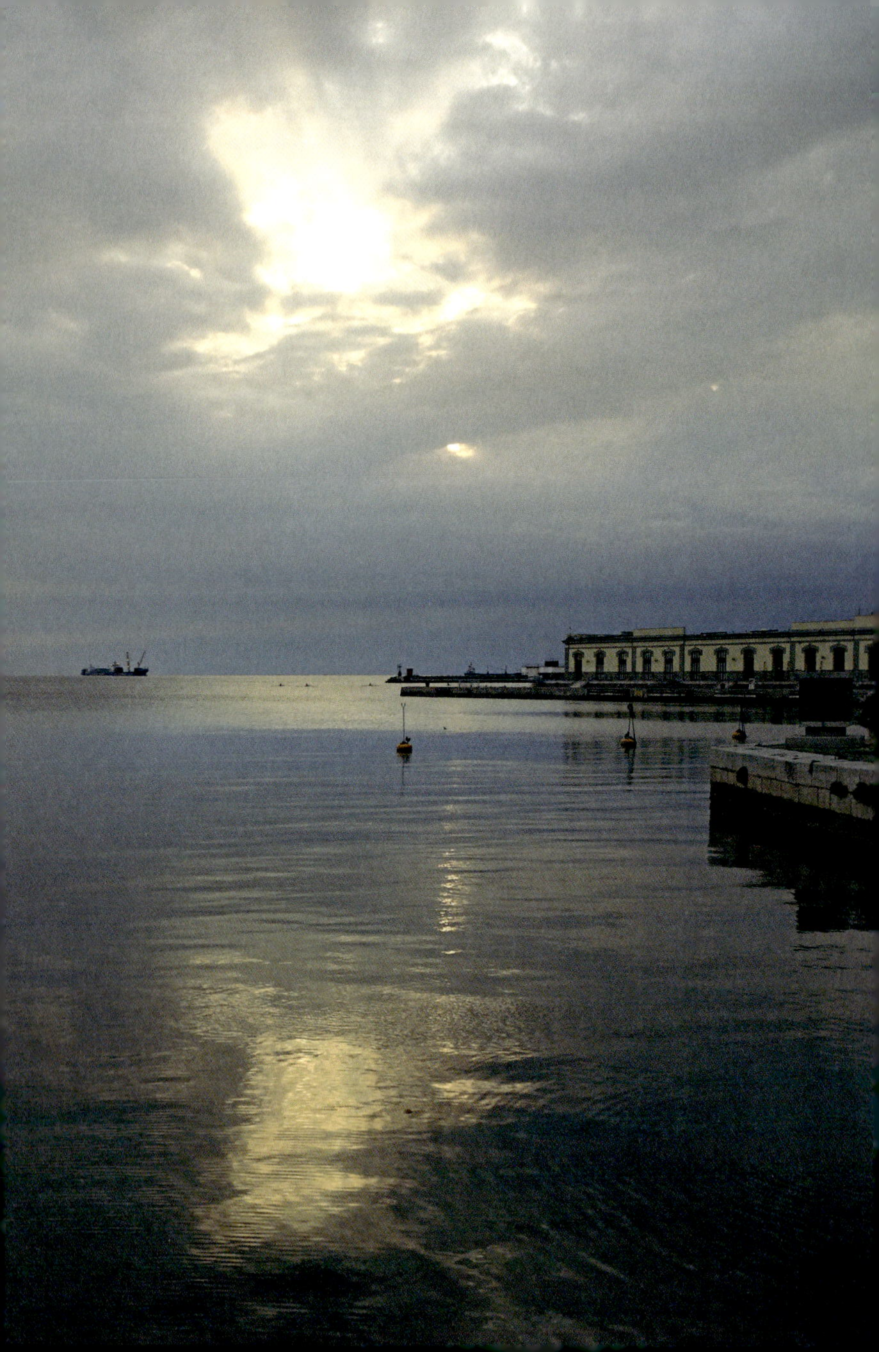

Angst –
und ihre Auswirkung auf unser Immunsystem

„Angst ist ein schlechter Ratgeber." Diesen Satz kennen wir, vergessen aber leider darauf, wenn es „eng" wird bzw. wenn die Lage ernst wird. Angst und Enge leiten sich vom selben Wort ab und wenn wir Angst haben, wird es eng um Herz und Hirn.
Wir lassen uns einschüchtern, denken nicht mehr rational und sind leicht lenkbar.
Sicher, Angst ist in gewissen Lebenssituationen wichtig, um uns vor etwas zu schützen – aber sie muss in einem gesunden Verhältnis zur Wirklichkeit stehen. Wenn wir vor einem Wolf Angst haben, ist es sinnvoll, das Weite zu suchen. Wenn wir bei Ameisen panisch reagieren, können und sollten wir etwas dagegen tun.
Wenn wir über einen längeren Zeitraum von der Angst beherrscht werden, übernimmt sie die Kontrolle über unsere Handlungen. Wir sind dann nicht mehr „selbst-mächtig" und verlieren auf lange Sicht gesehen das Vertrauen ins Leben und letztlich auch den Respekt vor uns selbst.
Angst schwächt unser Immunsystem und dadurch werden wir anfälliger für Krankheiten, ziehen uns zurück und verlieren das Vertrauen in unseren Körper und seine Selbstregulierungskräfte.

Die **Psychoneuroimmunologie** spricht mittlerweile vom „**Covid-Stress-Syndrom**" und stellt fest, dass **Angststörungen** massiv zugenommen haben und die Lockdown-Maßnahmen fatale Folgen auf unsere Psyche haben. Die auferlegte **Reduzie-**

rung sozialer Kontakte schürt die Angst vor unseren Mitmenschen. Mitmenschen sind aber das Natürlichste und die eigenen Familienmitglieder und Freunde das Wertvollste, was Menschsein ausmacht. Angst schlägt sich auf die körperliche und psychische Gesundheit nieder und mir scheint, dass die **Angst vor dem Virus** mittlerweile gefährlicher ist als das Virus an sich, wenn man die Folgeschäden der Angststörungen und der sozialen Isolation einbezieht.
Wir sind der Angst aber **nicht schutz- und hilflos** ausgeliefert. Wenn wir uns vor Viren und Bakterien fürchten, als wären es Killermaschinen, haben wir vergessen, dass es diese Organismen immer schon gab und weiterhin geben wird, solange es Leben auf unserem Planteten gibt. Wir bleiben handlungsfähig, wenn wir Informationen aus unterschiedlichen Quellen beziehen und uns die Zeit nehmen, unsere Wahrnehmung in Beziehung zu setzen zu unserer Erfahrung und unserem Gefühl. Wenn wir dann immer noch Angst verspüren, können wir uns ihr stellen und uns z. B. folgende Fragen stellen:

Habe ich tatsächlich Angst oder „macht man" mir Angst?

- Wer oder was macht mir diese Angst und wodurch wird sie verstärkt?
- Wovor konkret habe ich eigentlich Angst und wovor bewahrt mich diese Angst?
- Was bewirkt diese Angst und was getraue ich mich dadurch nicht mehr?
- Was ist das Schlimmste, das mir passieren kann, und wie würde dies mein Leben verändern?
- Fühle ich mich derzeit lebendig? Mag ich mein momentanes Lebensgefühl?

Habe ich Angst vor Strafe oder Anzeigen?

- Was ist das wirklich Schlimme an einer Anzeige?
- Woran erinnert mich dieses „Erwischtwerden" und was kann ich ihm entgegenhalten?
- Habe ich mehr Verständnis für die Folgsamen oder für die Unfolgsamen?
- Wäre ich gerne unfolgsam – und wie fühlt sich das für mich an?

Habe ich Angst vor dem Virus?

- Habe ich Angst vor der Krankheit und hatte ich vor Corona auch Angst vor Krankheiten?
- Was glaube ich, dass diese Krankheit bei mir bewirken kann?
- Wie kann ich mich und meine Lieben persönlich schützen bzw. den Körper stärken?

Habe ich Existenzängste und Angst, meine Arbeit zu verlieren?

- Was ist das Schlimmste, das mir passieren kann, und wie weit kann ich fallen?
- Welche berufliche Perspektive habe ich dennoch?
- Was hätte ich vor der Krise beruflich gerne verändert?

Habe ich Angst vor der derzeitigen Politik?

- Bin ich gut informiert und vertraue ich unseren Politikern?
- Finde ich die politischen Maßnahmen gerechtfertigt?
- Fühle ich mich als Mensch und Bürger geschützt und wahrgenommen?
- Was würde ich mir von der Politik wünschen und was kann ich dazu beitragen?

Ist es der Tod, der mich ängstigt?

Diese Frage ist verständlich und berechtigt und sollte nicht erst „kurz vor Schluss" gestellt werden. Der Tod gehört zum Leben, die Auseinandersetzung mit ihm findet aber heutzutage nur selten und wenig gründlich statt.
In den Schriften der Hildegard von Bingen finden wir tröstliche Worte und wenn wir diese „richtig" lesen und auf uns wirken lassen, geben sie Kraft und Zuversicht und stärken unsere **Hoffnung**.

> *„Die Lebensspanne ist von Gott bemessen.*
> *Wenn das leibliche und geistige Heil des Menschen erreicht ist,*
> *wird er die gegenwärtige Zeit eintauschen und*
> *zu jener übergehen, die unbegrenzt ist."* (Sc 52)

Wer sich mit dem Tod auseinandersetzt, wird weniger Angst vor ihm haben und er wird vielleicht sogar das Leben mehr schätzen und dankbarer werden. Der Tod verliert seinen Schrecken, wenn ich mir eine Vorstellung vom „**Leben danach**" mache und wenn das Sterben nicht das Ende, sondern der Anfang in einer anderen Dimension sein kann.
Gleichzeitig mit dieser Auseinandersetzung wird wahrscheinlich die Frage nach dem **Sinn des Lebens** auftauchen und auch hier ist es wertvoll und hilfreich, hinter die eigenen Kulissen zu blicken.

> *„Wen Gott plötzlich aus diesem vergänglichen Leben abberuft,*
> *dessen Lebenssinn ist erfüllt.*
> *Selbst wenn sein Leben verlängert würde,*
> *hätte der Mensch doch keine Lebenskraft mehr."* (Sc 53)

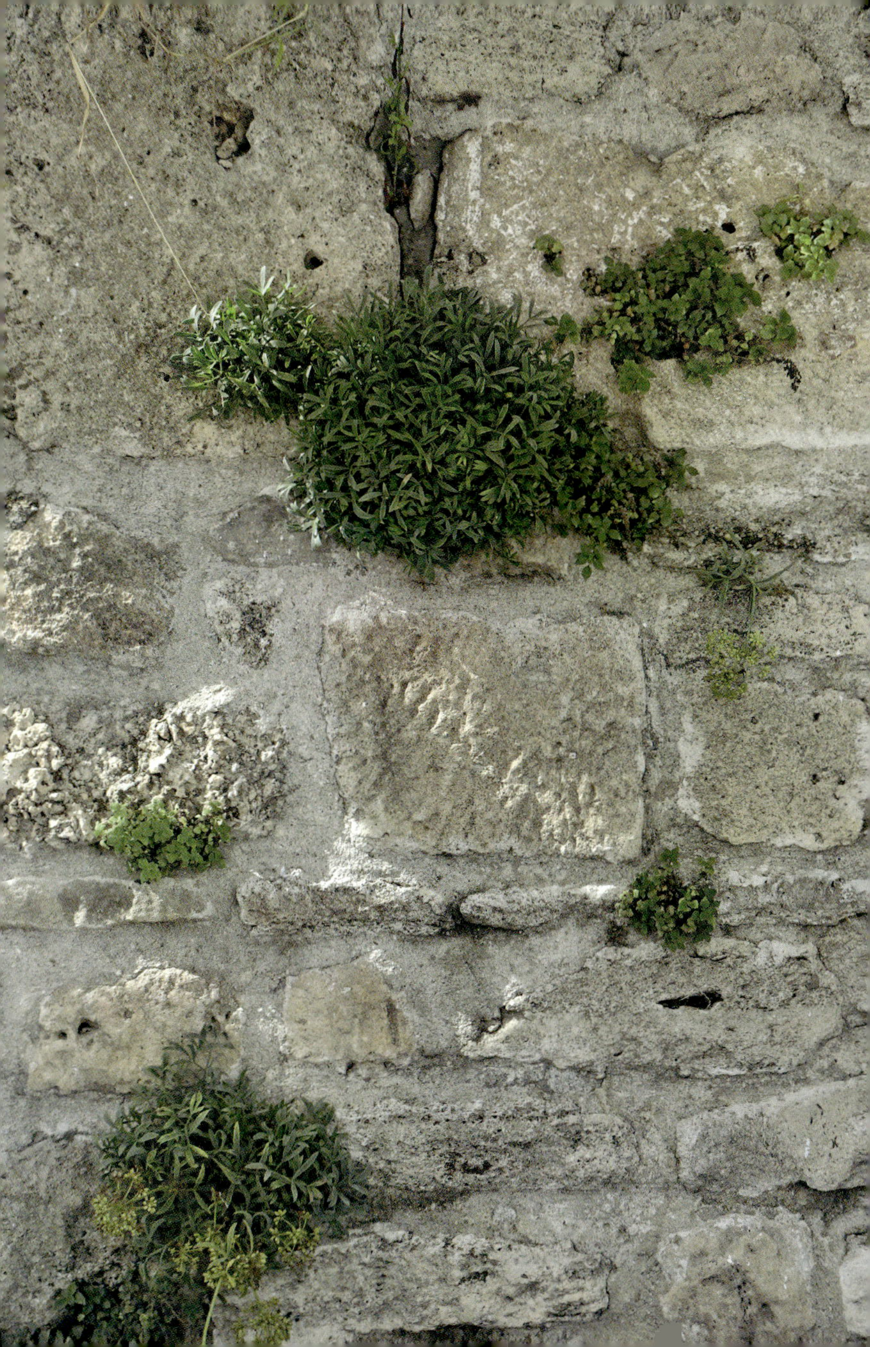

Sinnfragen zu stellen braucht Mut, denn es bedeutet, sich mit dem eigenen Leben auseinanderzusetzen, und das kann schmerzvoll sein – bevor es dann doch heilsam ist.

Sinnfragen könnten lauten:

- Was habe ich in meinem Leben verabsäumt – und was davon könnte oder möchte ich nachholen?
- Was hätte ich gerne erlebt und habe mich nicht getraut? Kann ich es nachholen? Wenn nicht, kann ich dieses Versäumnis betrauern oder anerkennen?
- Womit bin ich noch nicht versöhnt oder noch nicht im Reinen – und was davon könnte oder möchte ich noch wiedergutmachen?
- Was möchte ich meinen Lieben, meinen Freunden noch gesagt haben, wenn heute die letzte Möglichkeit wäre?
- Was könnte oder möchte ich mir oder anderen noch „Gutes" tun, wenn Geld keine Rolle spielt?
- Was möchte ich, dass meine Lieben, meine Freunde nach meinem Tod sagen oder über mich denken? Was kann ich jetzt noch dazu beitragen?
- Was hält mich davon ab, all diese Fragen heute zu beantworten und in den nächsten Tagen umzusetzen?

Möglichkeiten, der Angst zu begegnen

Die **innere Haltung** und eine gesunde Distanz gegenüber „aufregenden und aufgeregten" Meldungen kann auch gegen die Angst helfen. Aus der Bibel kennen wir die Aufforderung ***„Fürchte dich nicht"***. Dieser einfache Satz kommt an 365 Textstellen vor und ist somit ein Zuspruch, eine Ermutigung, ein Trost für jeden Tag. Wenn wir uns dies täglich in Erinnerung rufen, stärken wir unseren Mut und unsere Zuversicht und der Satz verändert sich zu ***„Ich habe keine Angst"***.

Vertrauen hilft und lässt unsere Angst schrumpfen. Wir können in unsere persönlichen **Möglichkeiten** und **Kompetenzen** vertrauen und uns ihrer wieder einmal bewusst werden.
Vertrauen in unsere **Freunde** und **Familienmitglieder** stärkt uns innerlich und gibt uns das gute Gefühl, eingebettet zu sein.
Das Vertrauen in **Gott**, in die **Schöpfung**, ins **Leben** oder wie immer wir die höhere Instanz benennen, macht uns furchtlos und wir fühlen uns getragen, gehalten und gestützt.
In diesem Vertrauen und mit der inneren Haltung der Furchtlosigkeit können wir unser Leben aktiv gestalten und bleiben in unserer Würde als Mensch. Viktor Frankl gab seinen Patienten den Rat: **„Lassen Sie sich von sich selbst nicht alles gefallen."**

Sprache wirkt – immer. Und derzeit haben wir eine sehr aggressive Ausdrucksweise, welche die Angst befördert und zudem irreführend ist: Wir *vernichten* das Virus, wir *bekämpfen* die Pandemie, wir *rotten* die Krankheit *aus*, wir *verhängen* eine Quarantäne, wir *sperren* Bezirke ab, wir schalten die Ampel auf *Rot*, wir testen *rein* und testen *raus* und wir sind umgeben von Gefährdern, Coronaleugnern, Superspreadern und Verschwörungstheoretikern.

Wir werden als Gesellschaft gespalten und in gute und schlechte Gruppen eingeteilt. Jeder ist ein potenzieller Überträger und somit jemand, vor dem ich mich *fürchten* soll. Kinder *gefährden* ihre Großeltern, Jugendliche treffen sich und werden als *verantwortungslos* abgestempelt.
Es ist wichtig, sich dieser Sprache bewusst zu sein und mit neutralen oder positiven Begriffen dagegenzuhalten.
Wir können Viren nicht „ausrotten" – bisher nicht und auch in Zukunft nicht. Wir haben seit jeher mit ihnen kooperiert – und dessen sollten wir uns immer bewusst sein. Wir sind in **Symbiose mit Viren, Bakterien und Keimen** und können darauf achten, dass wir kraftvoll bleiben. **Wir sind Teil der Natur und auf sie angewiesen, nicht umgekehrt**.

Humor kommt vom lateinischen *humor* und bezeichnet die Feuchtigkeit. Daraus wurden später die Körpersäfte (*humores*), aus denen wiederum die vier Temperamente bzw. Typen (siehe Seite 48) entstanden sind. Diese Zusammenhänge kommen nicht von ungefähr. Humor ist die Fähigkeit, Schwierigkeiten und Missgeschicken mit einer gewissen Gelassenheit zu begegnen. Auch wenn es in Zeiten der Krise schwerfällt, so könnten und sollten wir versuchen, den Ernst und die Angst manchmal beiseite zu schieben und Humor zu entwickeln. Manche Berichterstattungen und Meldungen sind durchaus Anlass genug, um ihnen mit Humor zu begegnen, anstatt unsere Körpersäfte (humores) in Wallung zu bringen.

Medien verstärken die Angst. Die ständigen Wiederholungen, die Mitteilung der aktuellen Zahlen, die in keine Relation mit anderen Daten gesetzt werden, die widersprüchlichen Aussagen der Experten, die reißerischen Bilder und aus dem Zusammenhang gerissene Meldungen verunsichern und machen Angst.

Wer den Tag mit dem Blick auf die neuesten Pandemienachrichten beginnt, startet schlecht. Medien weitgehend zu meiden und nur gezielt für sinnvolle Information einzusetzen, hilft entscheidend gegen die Angst.

Hildegardmittel gegen die Angst

Die Äbtissin und Mystikerin Hildegard von Bingen (1098–1179) war ihrer Zeit weit voraus. Sie wusste, dass sich das Wohlbefinden der Seele körperlich ausdrückt und dass deshalb *„die Seele gestimmt werden muss, damit der Körper in seinem Genesungsprozess folgen kann"*. Das damalige medizinische Wissen hat sie durch ihre eigenen Erfahrungen ergänzt und durch ihren tiefen Glauben und ihre Visionserfahrungen selbstsicher und selbstbewusst erweitert. Sie hatte intuitiv erkannt, wie eng körperliches und seelisches Wohlbefinden zusammenhängen und welche Mittel z. B. bei Angst oder Traurigkeit hilfreich sind. Wenn sie beispielsweise die Wirkung der Nervenkekse (siehe S. 42) beschreibt, wird deutlich, welchen Einfluss sie den Nährstoffen beimisst. Sie schreibt, dieses Keks mit Muskatnuss, Zimt und Nelken dämpft die Bitterkeit des Herzens, macht deinen Geist fröhlich, reinigt deine Sinne, mindert alle schädlichen Säfte in dir und verleiht deinem Blut einen guten Saft.
Selbst die religiös-spirituelle Dimension dachte sie nicht ohne den Leib und so wurde sie zeitlebens um Rat in medizinischen bzw. gesundheitlichen Belangen gefragt, aber auch in Glaubens- und Lebensfragen wurde sie um ihre seherischen und visionären Fähigkeiten gebeten. Dies geht aus den zahlreichen Briefwechseln mit Äbten und Äbtissinnen anderer Klöster, mit Bischöfen und Erzbischöfen, mit Päpsten und Kaisern hervor.

Aronstabelixier

> *„Der Aronstab ist weder lauwarm noch zu stark, sondern er hat gleichmäßige und maßvolle Wärme, wie die Sonne nach dem Morgenrot angenehme Wärme hat und wie der Tau im Sommer vor Tagesanbruch angenehm ist. Und ein Mensch, in dem die Melancholie wächst, der hat ein finsteres Gemüt und ist immer traurig. Und dieser trinke oft den Wein mit der gekochten Aronwurzel und sie mindert die Melancholie in ihm, das heißt sie verschwindet."* (Ph 79f.)

Dies ist eine wunderschöne Textstelle aus dem Buch „Physica" der Hildegard von Bingen und auch ein großes Heilsversprechen: Die **Traurigkeit** wird gemindert und verschwindet sogar ganz. Das Aronstab-Elixier hat schon vielen verzweifelten Menschen rasch und zuverlässig bei **Niedergeschlagenheit**, **Schwermut** und **Depression**, aber auch bei **Schafstörungen** aufgrund von Sorgen geholfen.
Der Aronstab gilt als Giftpflanze, die Wurzel wird jedoch durch das Kochen gut verträglich und zum Heilmittel.

Herstellung:

1 Liter Rot- oder Weißwein	und
12 g geschnittene Aronstabwurzel	5 Minuten stark kochen, abfiltern und auskühlen lassen. Eine Chromstahlpfanne erhitzen, den ausgekühlten Wein in die heiße Pfanne geben und sofort vom Feuer nehmen,
1–2 gehäufte Esslöffel Bienenhonig	dazugeben und in Flaschen füllen.

Anwendung:

Pro Tag 2–3 Schlucke trinken – in schweren Fällen durchaus auch mehr. Eine Kur von 3 Wochen machen. Während des Jahres bei Bedarf 1 Schluck nehmen.

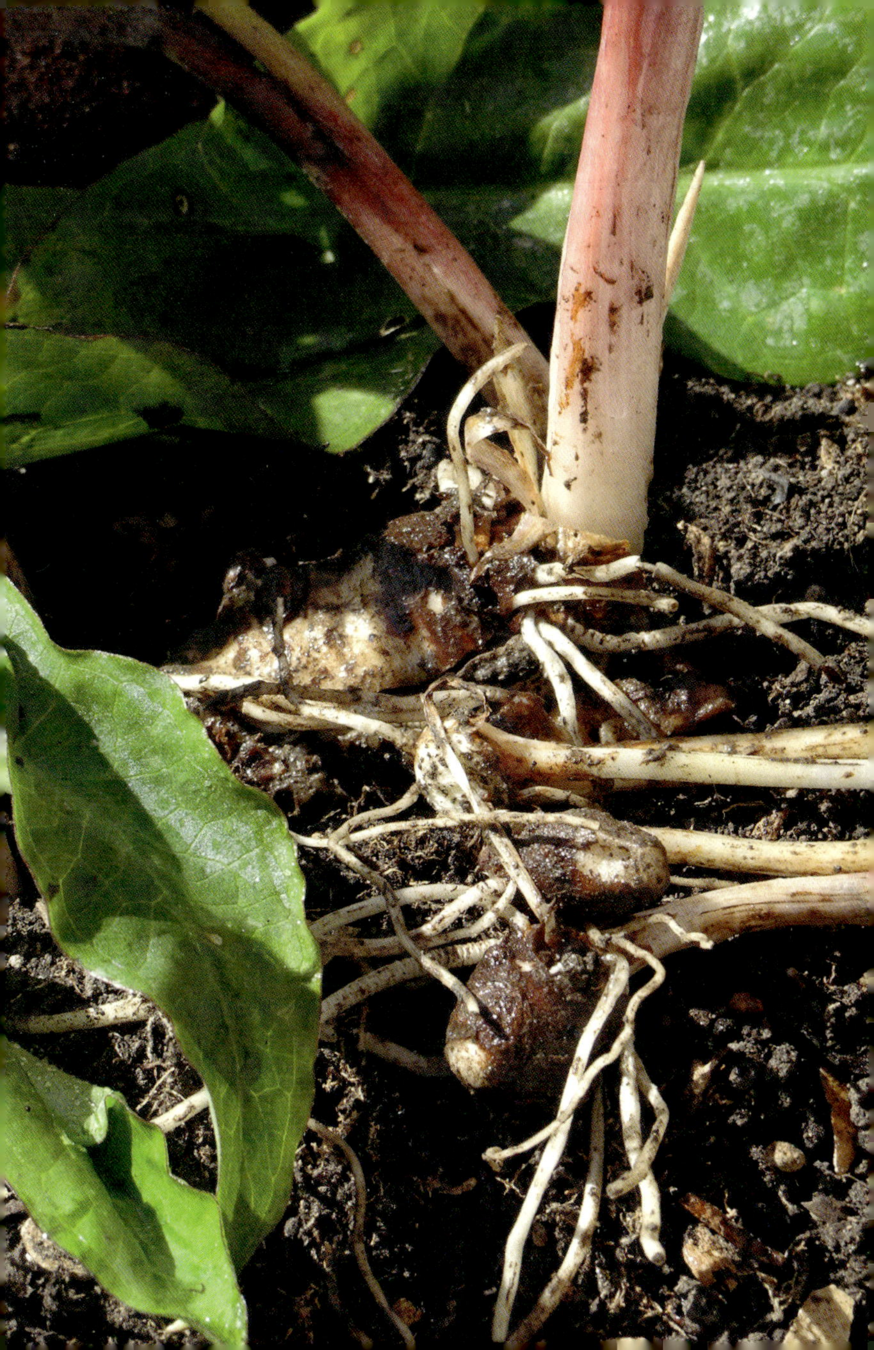

Balsamtropfen

> *„Das Balsamkraut ist mehr warm als kalt. Wem durch viele auseinandergehende Gedanken das Wissen und die Sinne entleert werden, der nehme Balsamkraut und dreimal so viel Fenchel … und er trinke es häufig."* (Ph 192)

Hildegard von Bingen sagt, dass der Kopf leer wird, wenn wir uns zu viele Gedanken machen. Dagegen hilft Balsam, dieses Mittel hilft aber auch bei Schock und Trauma, wenn der Betroffene ganz leer wird und die Seele leidet. Dann ist dieses Mittel im wahrsten Sinn des Wortes „Balsam für die Seele", die ja immer mitleidet. Hildegard hat den Balsam-Fenchel-Tee beschrieben, den wir heute wirkungsvoll und einfach in Form dieser Tropfen anwenden können. Er ist im Hildegardfachhandel erhältlich.

Anwendung:
3 Mal täglich 20 Tropfen einnehmen.

Flohsamenwein

„Das Flohkraut ist von kalter Natur und in jener Kälte hat es eine angenehme Mischung und wer es in Wein kocht und den Wein so warm trinkt, dem nimmt es starke Fieber. Und den bedrückten Geist eines Menschen macht es durch seine angenehme Mischung froh und es fördert und stärkt sein Gehirn." (Ph 60)

Flohsamen ist eine Wegerichart und der Flohsamenwein gilt bei Hildegard von Bingen als „**Frohmacher**" und wirkt auf die Psyche und den Darm. Er ist bei **Traurigkeit** und **depressiver Verstimmung** das Mittel der Wahl und wenn die Verdauung durch **Kummer** und **Sorgen** träge wird. Wie im Kapitel Darm (Seite 19ff.) ausführlich beschrieben, hängen Psyche und Darm immer zusammen und eine gute Verdauung wirkt sich auf die Psyche aus.

Herstellung:

1 Liter Rotwein
4 gehäufte Kaffeelöffel Flohsamen

und ¼ Stunde (mit geschlossenem Deckel) stark kochen, sofort absieben und das „Gel" in Flaschen oder Gläser füllen.

Anwendung:

3 Mal täglich einen Schluck warm vor dem Essen trinken. Am besten wärmt man ein kleines Glas mit heißem Wasser an und gibt dann den Flohsamenwein ins Glas.

Gewürzkekse (Nervenkekse)

„Die Muskatnuss hat große Wärme und eine gute Mischung in ihren Kräften. Nimm Muskatnuss und in gleichem Gewicht Zimt und etwas Nelken und pulverisiere das. Mach mit diesem Pulver Törtchen und iss diese oft und es dämpft die Bitterkeit des Herzens und deines Sinnes und es öffnet dein Herz und deine stumpfen Sinne und es macht deinen Geist fröhlich und reinigt deine Sinne. Und es mindert alle schädlichen Säfte in dir und es verleiht deinem Blut einen guten Saft und macht dich stark." (Ph 57)

Ein großartiges Versprechen: die Gewürzkekse machen **fröhlich**, **vertreiben die Bitterkeit** und machen zudem ein **gutes Blut** und **stark**.
Diese Kekse schmecken ausgezeichnet und die beruhigende, besänftigende Wirkung spürt man unmittelbar. Auch Kinder lieben diese Kekse und werden ruhiger und konzentrierter.
Am besten täglich und regelmäßig einige Kekse essen. Diese Kekse sind mehr als eine Nascherei, sie sind ein Heilmittel und die Zutaten sollten von bester Qualität sein (bitte beachten Sie die Informationen zum Thema Dinkel im Kapitel Ernährung auf S. 102). Die empfohlene Tagesdosis liegt – je nach Größe der Kekse – bei 6 bis 10 Stück. Wer zu viel isst, wird schläfrig.

Zutaten:

1 kg Dinkelfeinmehl
400 g Butter
250 g Rohzucker fein
200 g Mandeln gemahlen
1 Msp. Salz
½ Weinsteinbackpulver
4 Eier
100 ml Milch
3 Esslöffel (ca. 30 g) Gewürzmischung (100 g Gewürzmischung besteht aus 45 g Zimt, 45 g Muskat und 10 g Nelkenpulver)

Herstellung:
Einen eher feuchten Mürbteig kneten, mind. 1 Stunde (besser über Nacht) kaltstellen, ausrollen und Kekse ausstechen; bei 180° ca. 15 Minuten backen.
Die Kekse können ganz dünn (knusprig backen) oder 3–5 mm dick ausgerollt, ausgestochen oder geradelt oder geschnitten werden. Auch bei der Menge der Gewürzmischung kann man variieren. Je mehr Pulver in den Keksen ist, desto weniger Stück sollte man essen, weil zu viel Muskatnuss (mehr als 5 g pro Tag) zu Schwindel führen kann.

Indischer Jaspis (Heliotrop)

> *„... weil die gute Wärme und die gute Kraft die unrichtig warmen und kalten Säfte heilt und beruhigt. Und wenn Blitze und Donner im Schlaf erscheinen, ist es gut, dass der Mensch den Jaspis bei sich hat, weil Fantasien und Trugbilder ihn dann meiden und verlassen."* (Ph 315)

Unsere **Ängste sind Trugbilder** und unsere „Vor-stellungen" verstellen uns oft den Blick auf Möglichkeiten und Alternativen. Der Hildegardstein Jaspis ist ein „Alleskönner", der **gegen die Angst** wirkt und auch als **Schmerzstein**, **Herzstein** und **Segensstein** beschrieben ist. Er ist in Geschäften, die Halbedelsteine verkaufen, und im Hildegardfachhandel erhältlich. Am besten tragen Sie den Jaspis täglich **auf Herzhöhe** direkt auf der Haut und/oder legen ihn **unters Kopfkissen**.

siehe Bild auf Seite 44

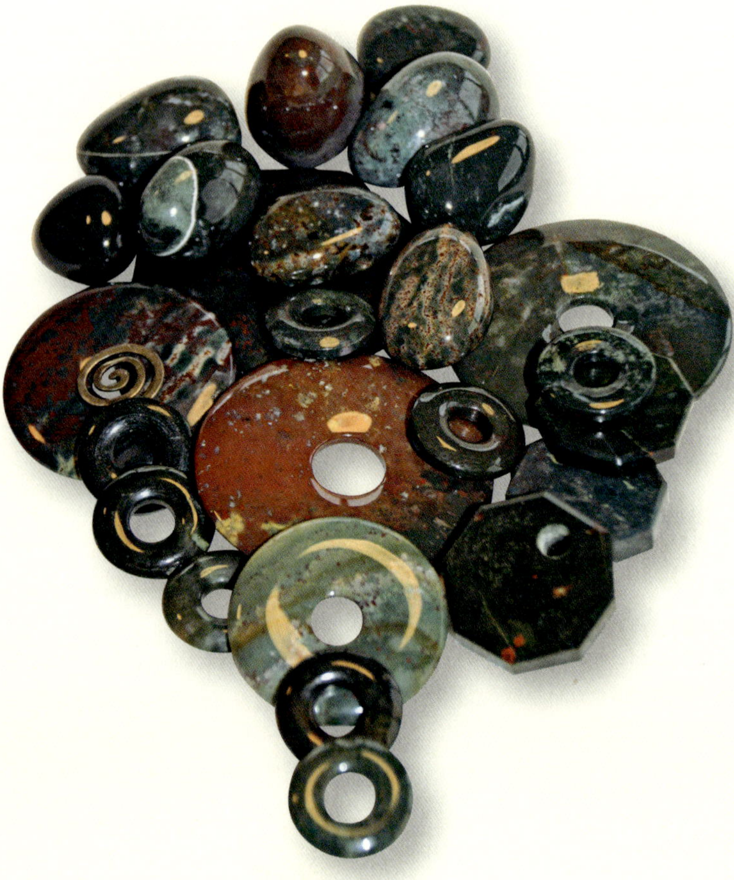

Veilchenelixier

„Das Veilchen ist zwischen warm und kalt … und wächst von der Luft, wenn die Luft nach dem Winter beginnt, warm zu werden … Wenn jemand durch Melancholie und Verdruss im Sinn beschwert wird und so die Lunge schädigt, der koche Veilchen in reinem Wein und er siebe es durch ein Tuch und diesem Wein gebe er Galgant bei sowie Süßholz und mache einen Klartrunk. Es unterdrückt die Melancholie und macht ihn froh, und seine Lunge heilt es.“ (Ph 120f.)

Traurigkeit, Kummer und Melancholie gehen meist einher mit einer gewissen **Ängstlichkeit**, **Antriebslosigkeit** und führen bei manchen Menschen zur **Schwächung der Atemwege und der Lunge**. „Es schneidet uns die Luft ab“ oder „es bleibt uns die Luft weg“ und das wirkt sich auf unsere Gemütszustände aus.
Das Veilchenelixier hilft bei **Melancholie**, **Arbeitsunlust** und dadurch bedingten **Lungenbeschwerden**.

Herstellung:

1 Liter Rotwein	mit
15 g Veilchenblüten und Blättern	zusammen aufkochen, abkühlen lassen, abfiltern, dann
10 g Galgantwurzel	und
20 g Süßholzwurzel	dazugeben, aufkochen und über Nacht stehen lassen. Am nächsten Tag nochmals aufkochen, abseihen und in Flaschen füllen.

Anwendung:

Über einen Zeitraum von ca. 3 Wochen täglich 2–3 Likörgläser einnehmen.

Alle Elixiere und Heilmittel sind im Fachhandel erhältlich. Die Zubereitung der Heilmittel kann Freude bereiten und den Heilungsprozess begleiten.
Die Beschäftigung mit dem Thema, das hinter den Beschwerden steckt, ist durchaus lohnenswert und Teil der Therapie.

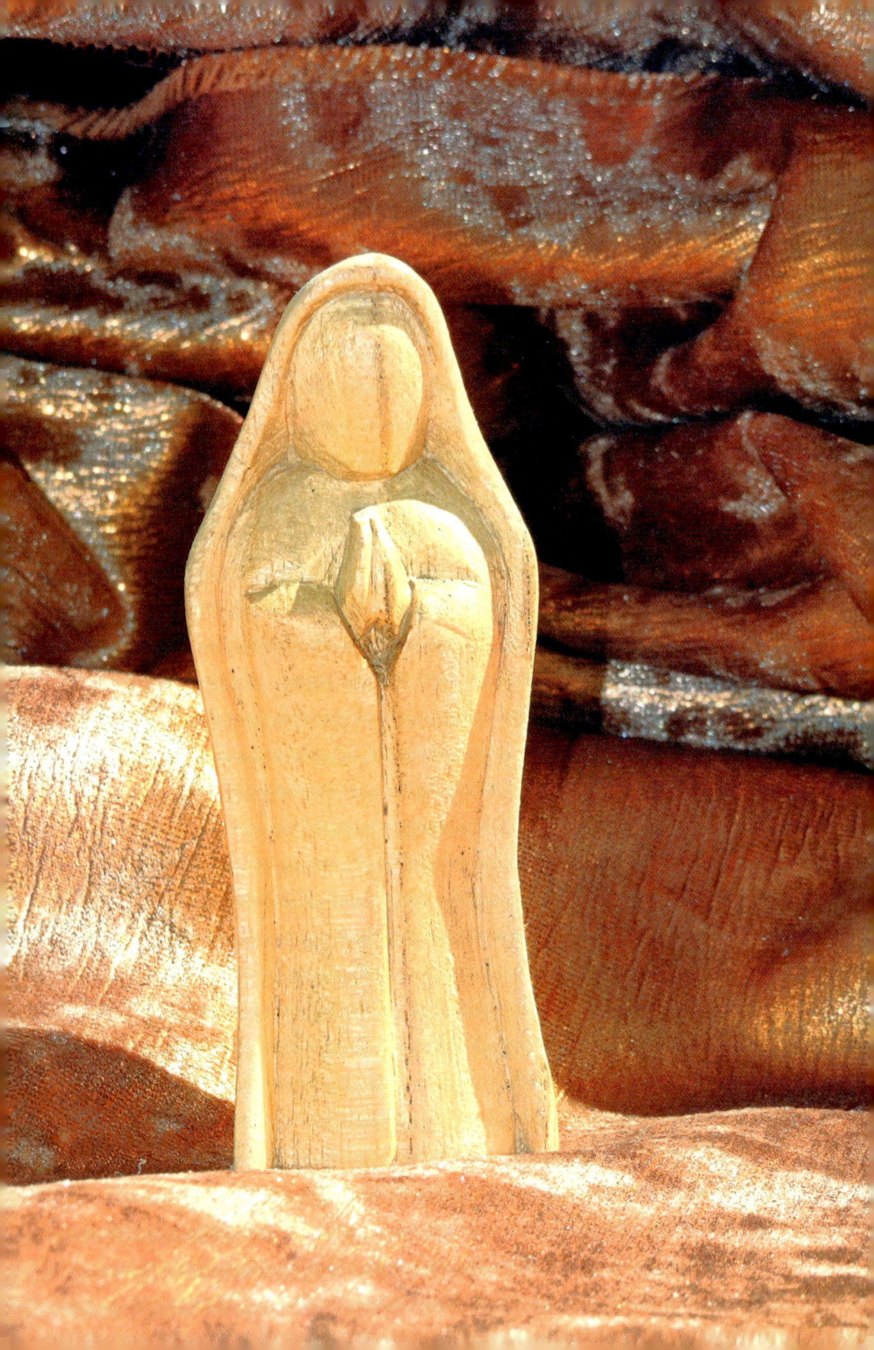

Hildegard von Bingen –
und ihre Bedeutung für heute

Hildegard von Bingen (1098–1179) hatte bereits als Kind ihre so genannte „Schau" (Ahnung von bevorstehenden Ereignissen) und kam als Adelstochter – gemäß der damaligen Tradition – im Alter von acht Jahren in die Frauenklause des **Benediktinerklosters am Disibodenberg**. Sie wurde im Schreiben und Lesen unterrichtet sowie in der klösterlichen Tradition unterwiesen. 1136 wurde sie zur Äbtissin gewählt und einige Jahre später erhielt sie von Gott den Auftrag, ihre Visionen niederzuschreiben. Nach langem Ringen mit sich und der inneren Qual, ob sie wirklich „auserwählt" sei, schrieb sie ihr erstes Buch, „Scivias".
Ihre so genannte **Schau** beschrieb sie in einem Briefwechsel:
„Von meiner Kindheit an erfreue ich mich der Gabe der Schau in meiner Seele bis zur gegenwärtigen Stunde, wo ich doch schon mehr als siebzig Jahre alt bin. Und meine Seele steigt – wie Gott will – in dieser Schau empor bis in die Höhe des Firmaments. Ich sehe aber diese Dinge nicht mit den äußeren Ohren, auch nehme ich sie nicht mit den Gedanken meines Herzens wahr, noch durch irgendwelche Vermittlungen meiner fünf Sinne. Ich sehe sie vielmehr einzig in meiner Seele, mit offenen leiblichen Augen, so, dass ich dabei niemals die Bewusstlosigkeit einer Ekstase erleide, sondern wachend schau ich dies bei Tag und Nacht." (Br 208f.)
1147 wurde ihre Sehergabe von Papst Eugen III. als echt bestätigt und ihr Ruf verbreitete sich rasch in der damaligen Welt. Von vielen wurde sie um Rat und Beistand gebeten, was durch zahlreiche Briefe belegt ist. Sie schrieb weitere **Bücher**, gründete zwei **Klöster** und ging auf **Predigtreisen**, was für eine Frau in

der damaligen Zeit völlig unüblich war. Sie hielt mit ihrer Meinung nicht hinterm Berg, sie kritisierte die Mächtigen und deren fehlende Moral, sie schrieb an Papst und Kaiser und sprach zum Volk, damit die Menschen im Glauben verankert blieben. Sie vertrat ihre Überzeugungen, auch wenn es ihr im Moment schadete, denn sie vertraute auf die Gerechtigkeit und den Beistand Gottes. Neben all diesen aufwendigen Arbeiten beobachtete sie die **Natur** und deren **Heilkraft**. Sie beschrieb die Wirkung von Kräutern und blieb offen und neugierig für neues Wissen und neue Erfahrungen.
Sie wusste um die Zusammenhänge von **Körper**, **Geist und Seele** und um die Kraft der Natur, die sie „**Viriditas**" nannte. Sie wird auch als **Grünkraft** bezeichnet und stärkt uns auf allen drei Ebenen, sie ist die **Grundkraft des Lebens** und der Heilung und wohnt jedem Teil der Schöpfung inne.

Die Hildegardlehre baut auf der so genannten **Säftelehre** auf, die von den **vier Elementen** und den **vier Temperamenten** ausgeht. Wir kennen diese Temperamente heute noch unter den Begriffen Melancholiker, Sanguiniker, Phlegmatiker und Choleriker und es gibt seit einigen Jahren die **TEM** – die traditionelle europäische Medizin, die auf der Klostermedizin aufbaut und sich ebenfalls dieser Bergriffe bedient.
Die Hildegardlehre und die TEM sind in vielen Aspekten ident und entsprechen in ihrem Verständnis der **TCM**, der traditionellen chinesischen Medizin. Beide „Systeme" sehen den Menschen als ein Ganzes und gleichzeitig als einen Teil der Natur, mit der der Mensch in enger Beziehung und in Zwiesprache ist. Es gibt unterschiedliche Menschentypen mit verschiedenen Temperamenten und Konstitutionen und somit mit unterschiedlichen Bedürfnissen. Und es gibt für alle Typen die geeigneten Pflanzen und Heilmittel.

Je nach Typus haben wir entsprechende **Körpersäfte** und korrespondieren unterschiedlich mit den **Elementen** und mit der **Natur**. Menschen mit einem großen Wärmebedürfnis beispielsweise vertragen Kälte und Wind schlechter als solche, die Kälte lieben, und umgekehrt. Kälteempfindliche Menschen haben eine andere Grundkonstitution und brauchen warme Socken, einen Schal, heiße Suppen und Getränke und wärmende Gewürze.

Hitzetypen sind auch bei kälteren Temperaturen noch lange barfuß und kurzärmelig unterwegs, bevorzugen kühlende Speisen und Getränke und neutrale bis kühlende Gewürze. Natürlich sind die meisten Menschen Mischtypen und die „Säfte" und Bedürfnisse ändern sich mit zunehmendem Alter. Zudem gibt es bei allen Regeln auch immer wieder Ausnahmen.

Wir alle kennen genügend Beispiele aus unserem Umfeld, haben Diskussionen erlebt, ob geheizt oder gelüftet werden soll, ob der Urlaub im Süden oder im Norden verbracht wird und ob eine wärmende Suppe oder ein kühlender Salat auf den Tisch kommt. So verhält es sich auch mit den Hildegardheilmitteln und Nahrungsmitteln, die wärmen, hitzen oder kühlen, die uns innerlich trocknen oder befeuchten. Hildegard beschreibt Pflanzen, Bäume, Mineralien, Tiere usw. nach diesen Kriterien und nennt dies **„Subtilität"** – die **feinstoffliche Wirkung auf den Menschen**, auf seine Gesundheit und auf seine seelische Verfasstheit.

Ihre Beschreibungen lauten z. B., für wen „es nütze" oder schade, ob es Kraft bringt oder nur den Bauch füllt, ob es gut zu essen oder zu meiden ist. Wenn einzelne Lebensmittel oder Kräuter zu sehr kühlen, wärmen, hitzen usw., wird diese Wirkung durch die Beigabe anderer Kräuter „gemildert" oder „ausgeglichen". So wird z. B. der wärmende Zimt in der kalten Jahreszeit oft verwendet oder die Kälte von Vanilleeis wird durch Zimt ausgeglichen.

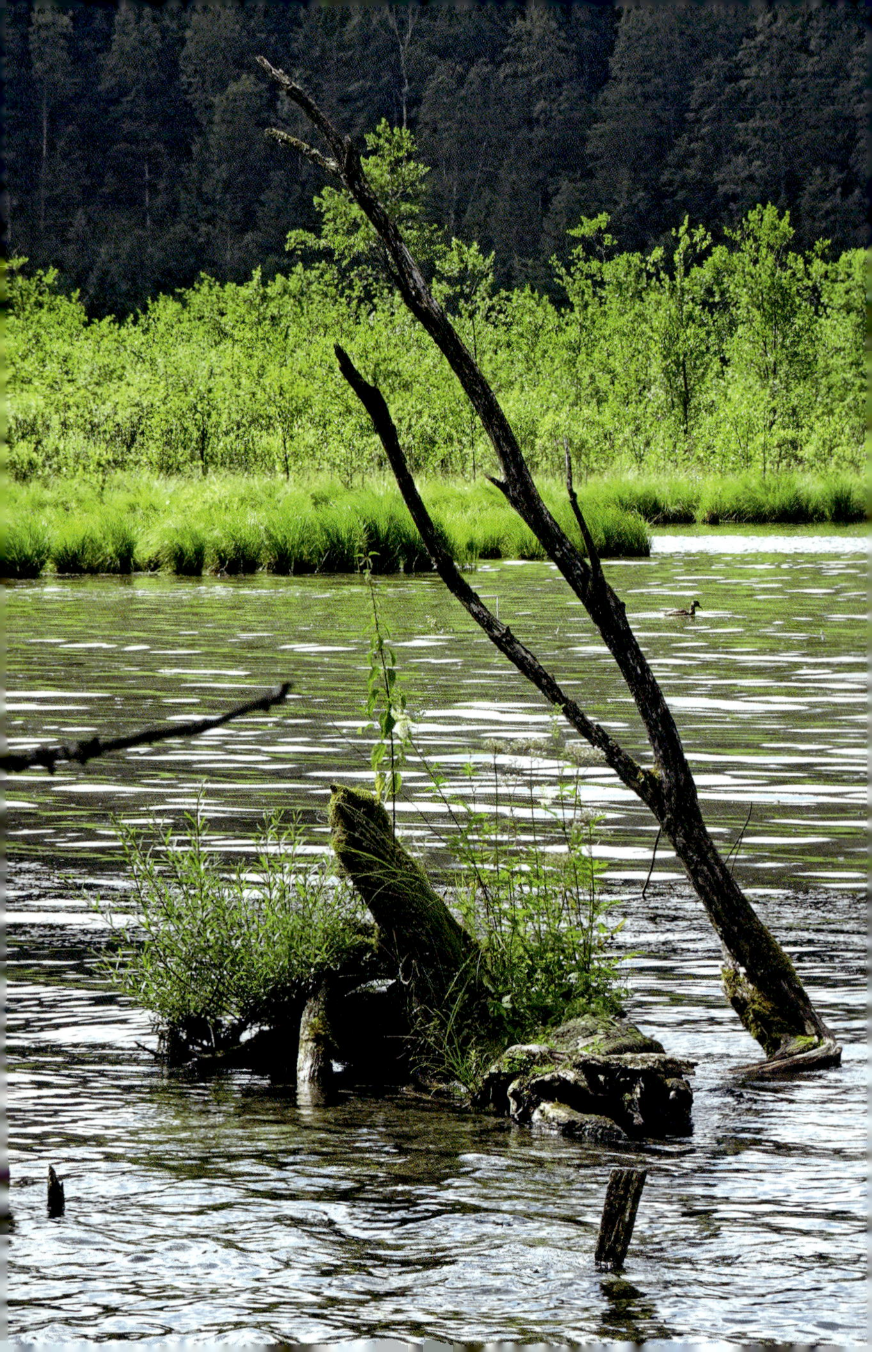

Die sechs Goldenen Lebensregeln –

zur Stärkung unseres Immunsystems

Beim Wort „Regel" denken wir sofort an Zwang und diesen möchten wir tunlichst vermeiden. **Regeln** haben aber durchaus ihre Berechtigung, wenn ich mich freiwillig und aus Überzeugung dafür entscheiden kann. Sie **bieten einen sicheren Rahmen**, innerhalb dessen ich mich bewegen kann. Sie bieten Orientierung in einem unübersichtlichen „**Zuviel von allem**", denn was wir wirklich brauchen ist weniger – **weniger von allem**.

Die Goldenen Lebensregeln der Hildegard von Bingen finden wir in ähnlicher Form in den Lehren unterschiedlichster Kulturen, etwa bei den **5 Säulen der Gesundheit** von **Sebastian Kneipp**, bei den so genannten Lebensregeln der **TEM** und **TCM** oder in der **Ayurvedalehre**.

Sie alle haben eines gemeinsam: Sie betrachten den Menschen als einen Teil der Natur und als solcher brauchen wir die Natur und einen guten Umgang mit ihr. Wir brauchen eine qualitativ gute Ernährung, genügend Bewegung im Wechsel mit Ruhe, ausreichend Schlaf, regelmäßige Ausleitung von belastenden Substanzen und Fastenperioden sowie geistige Betätigung und Kreativität, Spiritualität und die Pflege unserer Talente.

1. Umgang mit den Elementen – Aufenthalt in der Natur

„Die vier Elemente halten die Welt zusammen und daher auch den menschlichen Körper. Vom Feuer hat der Mensch die Wärme, von der Luft den Atem, vom Wasser das Blut und von der Erde das Fleisch. Und so hat er vom Feuer die Sehkraft, von der Luft das Gehör, vom Wasser die Beweglichkeit und von der Erde seinen Gang." (CC 77)

Die vier Elemente bei Hildegard und in der TEM entsprechen den 5 Elementen im Ayurveda und in der TCM. Da wir in unserer Kultur bewusst oder unbewusst von diesem Denken geprägt sind, ist es sinnvoll, die vier Elemente beizubehalten und sich mit ihnen auseinanderzusetzen.

Stärken wir deshalb unsere Abwehrkräfte durch einen regelmäßigen Umgang bzw. Austausch mit den Elementen. Genießen wir das Element Wasser, freuen wir uns an der Kraft der Sonne, des Winds und erden wir uns durch Wandern, Laufen, Gehen oder eine andere Sportart. Härten wir uns dadurch auf eine maßvolle Weise ab – und dies idealerweise täglich.

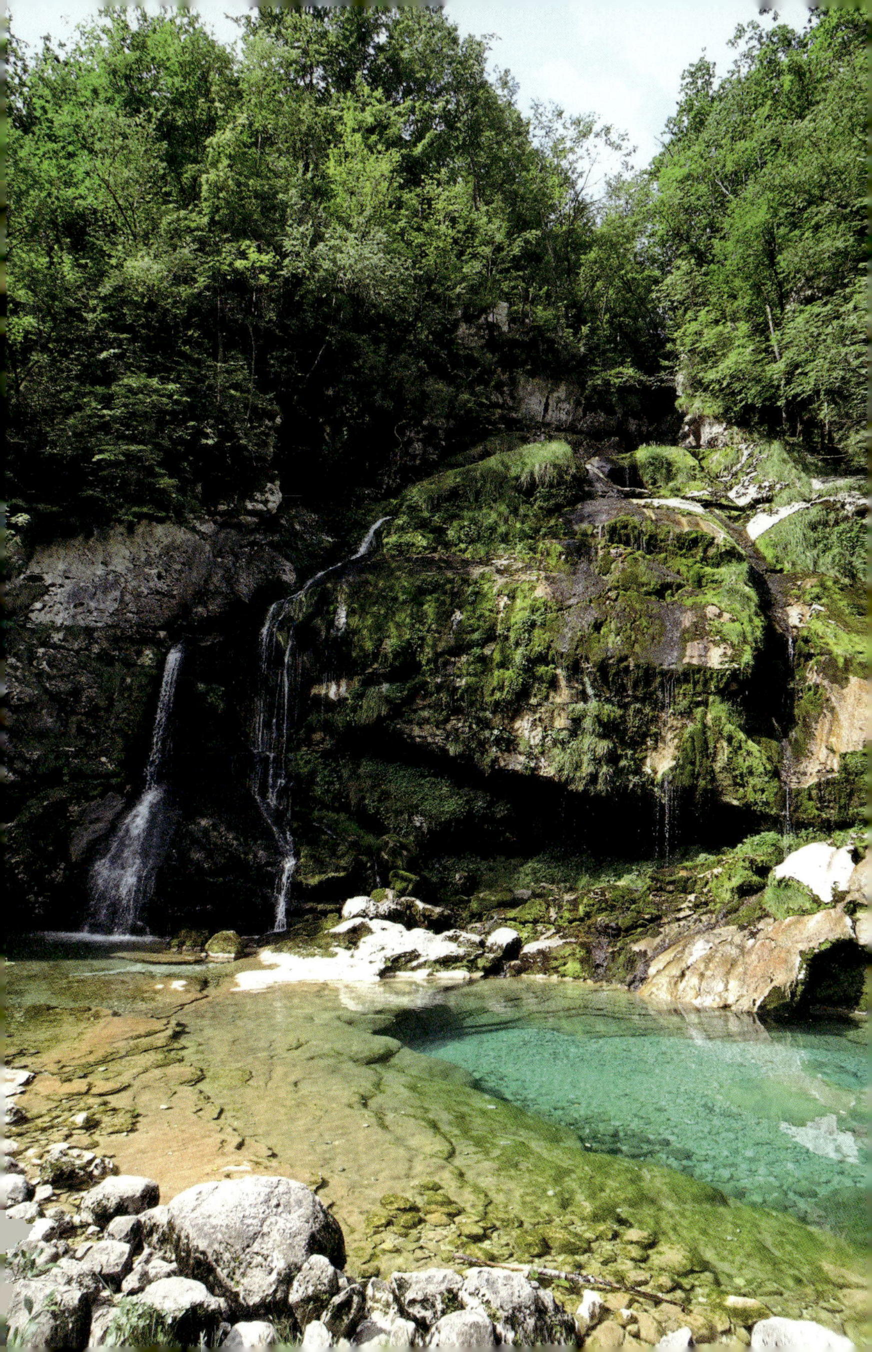

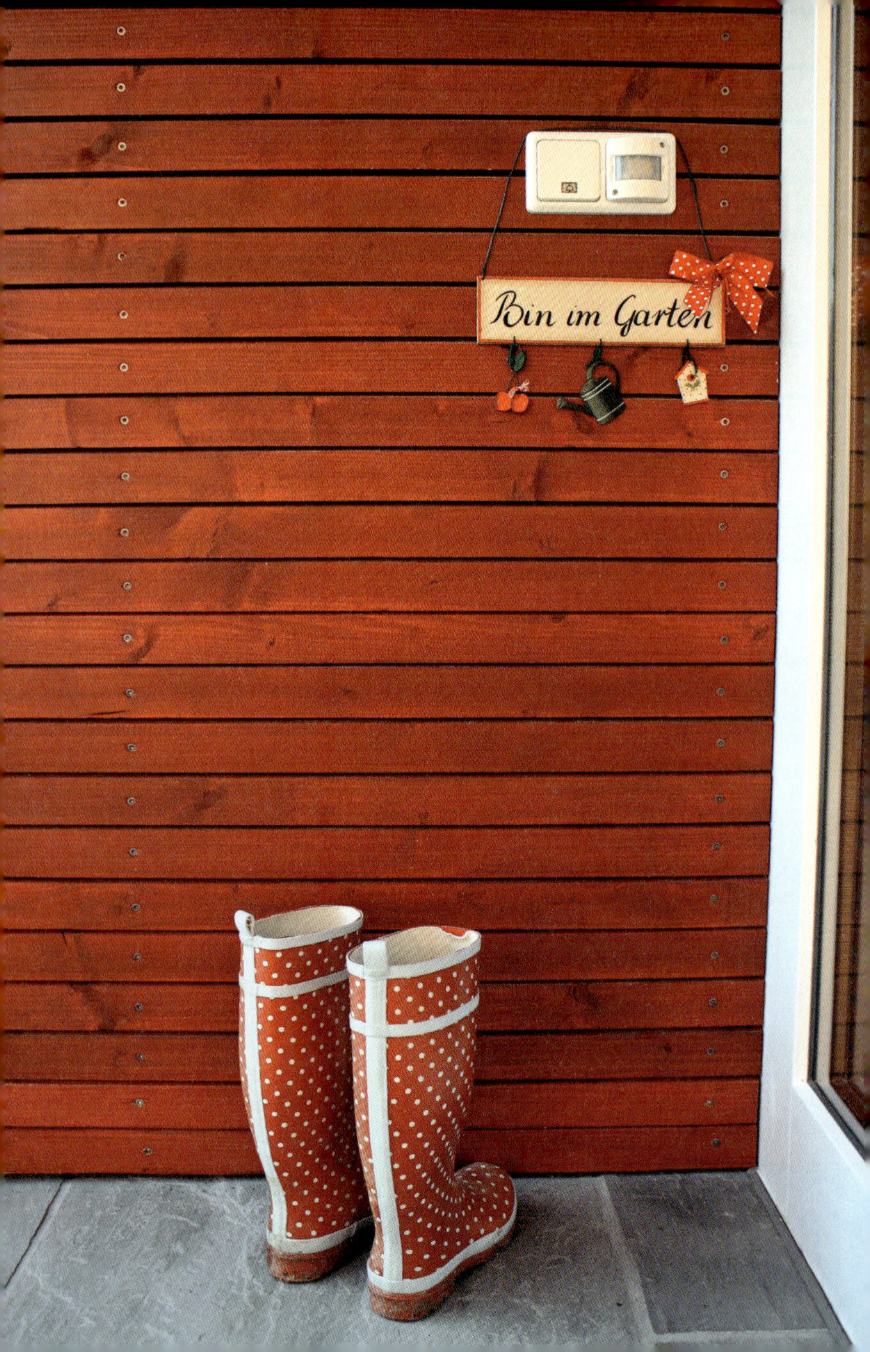
Bin im Garten

Erde

„Die Erde ist von Natur aus kalt. Sie hat sieben Kräfte; teilweise ist sie im Sommer kalt, im Winter warm, sie hat in sich die Kraft, wachsen und welken zu lassen, bringt die Keime hervor, erhält die Lebewesen am Leben und trägt alles. ... Gott hat die Erde so angelegt, dass sie zu passenden Zeit keimen lässt und zur passenden Zeit mit dem Keimen aufhört, so wie auch der Mond zunimmt und abnimmt." (CC 54)

Wir sind „geerdet" und haben „Bodenhaftung" durch den Kontakt mit dem Boden und mit der Erde. **Gartenarbeit**, die **Pflege von Zimmerpflanzen** und auch **Gemüseschälen** stärken das Element Erde in uns. Dieser Kontakt und die Bewegung in der Natur ist „Nahrung" für unsere Muskeln, unsere Gelenke und unsere Körperzellen. So unterstützen wir „unsere Säfte" bei der Versorgung unserer Organe und Gelenke, bringen Körperzellen in Schwingung und stimulieren unser Hirn und damit unsere Denkleistung. **Bewegung** macht Freude und wir fühlen uns lebendig. Wir lernen unseren Körper und seine Leistungsfähigkeit kennen, wir spüren, dass wir uns auf ihn verlassen können und so wachsen unser Selbstvertrauen und unsere Freude.

Feuer

„Als Gott die Welt erschuf, festigte er sie durch die vier Elemente, nämlich Feuer, Luft, Wasser und Erde, wie schon oben erwähnt wurde. Das Feuer, das Höchste am Firmament und unter den Elementen, besitzt fünf Kräfte, nämlich Hitze, Kälte, Feuchtigkeit, Luft und Bewegung, wie auch der Mensch über 5 Sinne verfügt." (CC 44)

Die **Sonne** ist jene **ordnende Kraft**, die Leben auf der Erde ermöglicht. Ohne Sonnenlicht keine **Photosynthese** und somit keine Lebens- und Nahrungsgrundlage. Die Tier- und Pflanzenwelt reagiert auf Sonnenlicht, Vögel richten sich nach dem Stand der Sonne und beginnen mit ihrem Gezwitscher und Rehkühe lassen ein im Herbst befruchtetes Ei erst bei der passenden Helligkeit in ihre Gebärmutter. Blumen richten ihre Köpfe nach dem Lauf der Sonne und das Wachstum von Gemüse ist von der Sonneneinstrahlung abhängig.

Die **Heilkraft der Sonne** ist seit jeher bekannt und wurde genützt. Krankheiten wurden in so genannten „Sonnenheilstätten" auskuriert und der Patient bekam genügend Zeit, um sich zu erholen. Die Dauer der Sonnenbestrahlung war unterschiedlich lange und wurde dem Genesungsprozess entsprechend angepasst bzw. gesteigert, weil die Kraft der Sonne mit Respekt eingesetzt wurde. Der Patient (vom lateinischen *patientia*, Geduld) musste die Geduld aufbringen, gesund zu werden und in diesem Prozess lag die ganzheitliche „Heilung". Dafür nehmen wir uns heute leider nicht mehr die Zeit, ein natürlicher Genesungsprozess gilt in unserem Gesundheitssystem als nicht „effizient".

Das **Sonnenlicht** ermöglicht u. a. die Bildung von **Vitamin D**, das für uns lebenswichtig ist. Vitamin D stärkt die Knochen, kräftigt die Muskeln und fördert unsere Konzentration. Zudem benötigen wir es für die Produktion von **Serotonin**, das zuständig ist für unser Glücksgefühl. Serotonin baut unser Körper in **Melatonin** um, und mit diesem schlafen wir gut. **Sonne gut – alles gut.**

Für unser Immunsystem, für einen guten Schlaf und für unseren Humor also **täglich raus in die Natur und Sonne tanken!** Moderates Sonnenbaden stärkt uns, zu hoher Sonnenschutzfaktor verhindert die Bildung von Vitamin D.

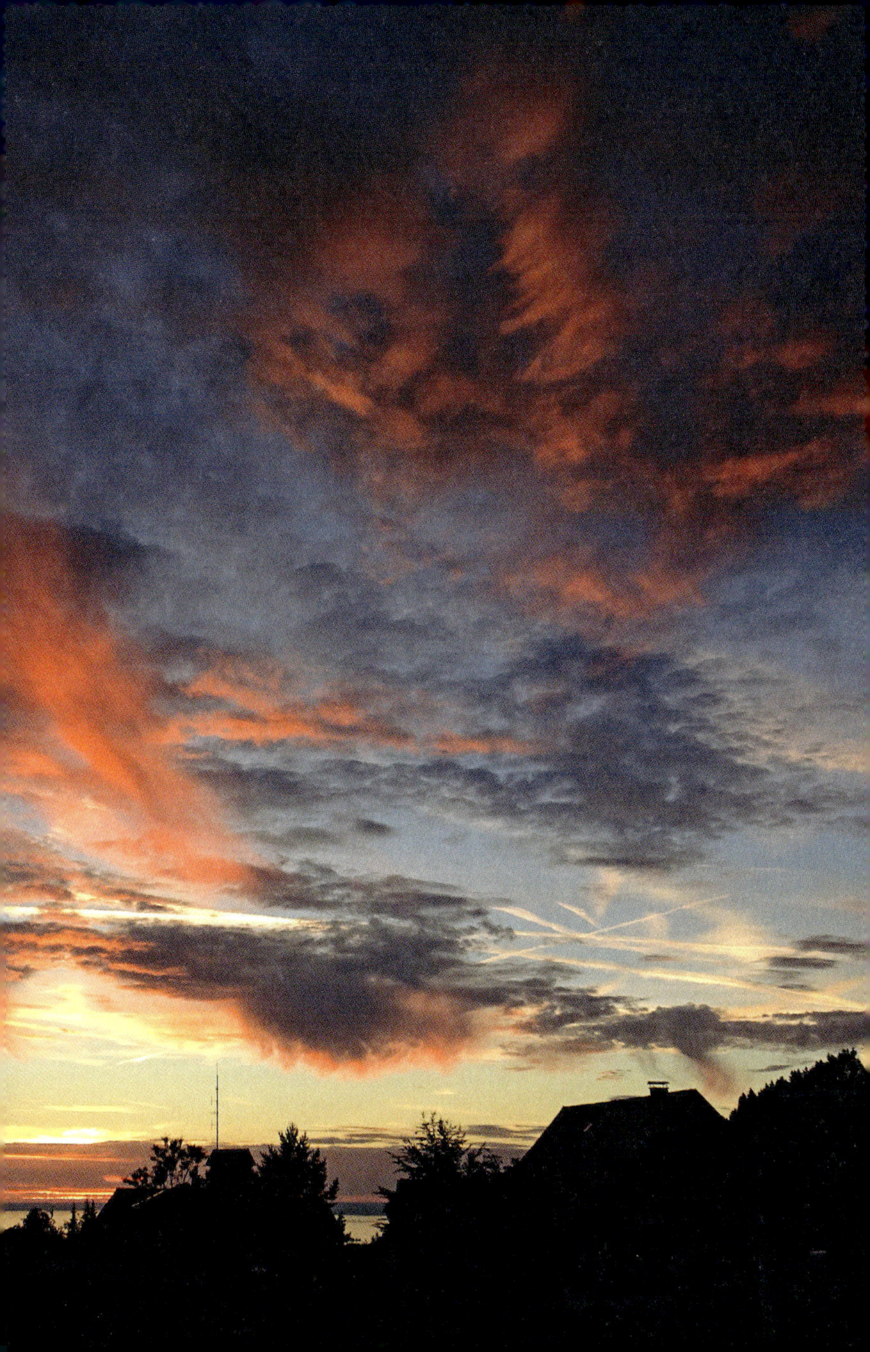

Wasser

> *„Das Wasser besitzt fünfzehn Kräfte ..., denn aus lebendiger Quelle entspringen die Wasser, die allen Schmutz abwaschen ... Alle Wasser, die an ihrem Ursprungsort schädlich sind, werden umso gesünder, je weiter sie von ihrem Ursprung fließen, weil sie durch ihren schnellen und langen Lauf das verlieren, was in ihnen schädlich und giftig ist, und dies von ihnen durch das lange Fließen ausgefiltert und gereinigt wird ..."* (CC 45)

Einige erinnern sich noch an den Satz „Wasser muss über sieben Steine springen, dann ist es wieder sauber". Leider reicht das heute nicht mehr aus, weil sich der Mensch im wahrsten Sinn des Wortes „das Wasser selbst abgräbt", indem er Abwässer hineinleitet und der Industrie den Vorzug vor der Natur gibt.

Wasser ist ein kostbares Gut und seit **Sebastian Kneipp** ein **Heilmittel** erster Güte. Wer das Buch von **Masaru Emoto** über die „Heilkraft des Wassers" gelesen hat, wird ehrfürchtig mit diesem Element umgehen und es als Getränk sehr schätzen. Wasser ist viel zu wertvoll, um es mit Farbstoffen und Aromen zu „verunreinigen". **Trinken Sie täglich ausreichend Leitungswasser** – wer in seinem Haushalt keine gute Wasserqualität hat, trinkt am besten „stilles Wasser" mit möglichst wenig Zusätzen.

Duschen Sie bewusst und dankbar, geben Sie Ihre Gedanken dem Wasser mit und vertrauen Sie darauf, dass Sie dadurch auf allen Ebenen „gereinigt" werden. **Wechselduschen** kräftigen uns und somit auch unsere Abwehr und **Fußbäder** sind ein Heil- und Kräftigungsmittel. Geben Sie einen Esslöffel Salz oder Basenpulver in eine Fußwanne mit angenehm warmem Wasser und baden Sie Ihre Füße mindestens 20 Minuten. Die Füße zwischendurch immer wieder mit einem Waschlappen abreiben.
Wassertreten, **Tautreten** und **Armbäder** kräftigen und härten auf gesunde Weise ab – zum Wohl unserer Immunabwehr.

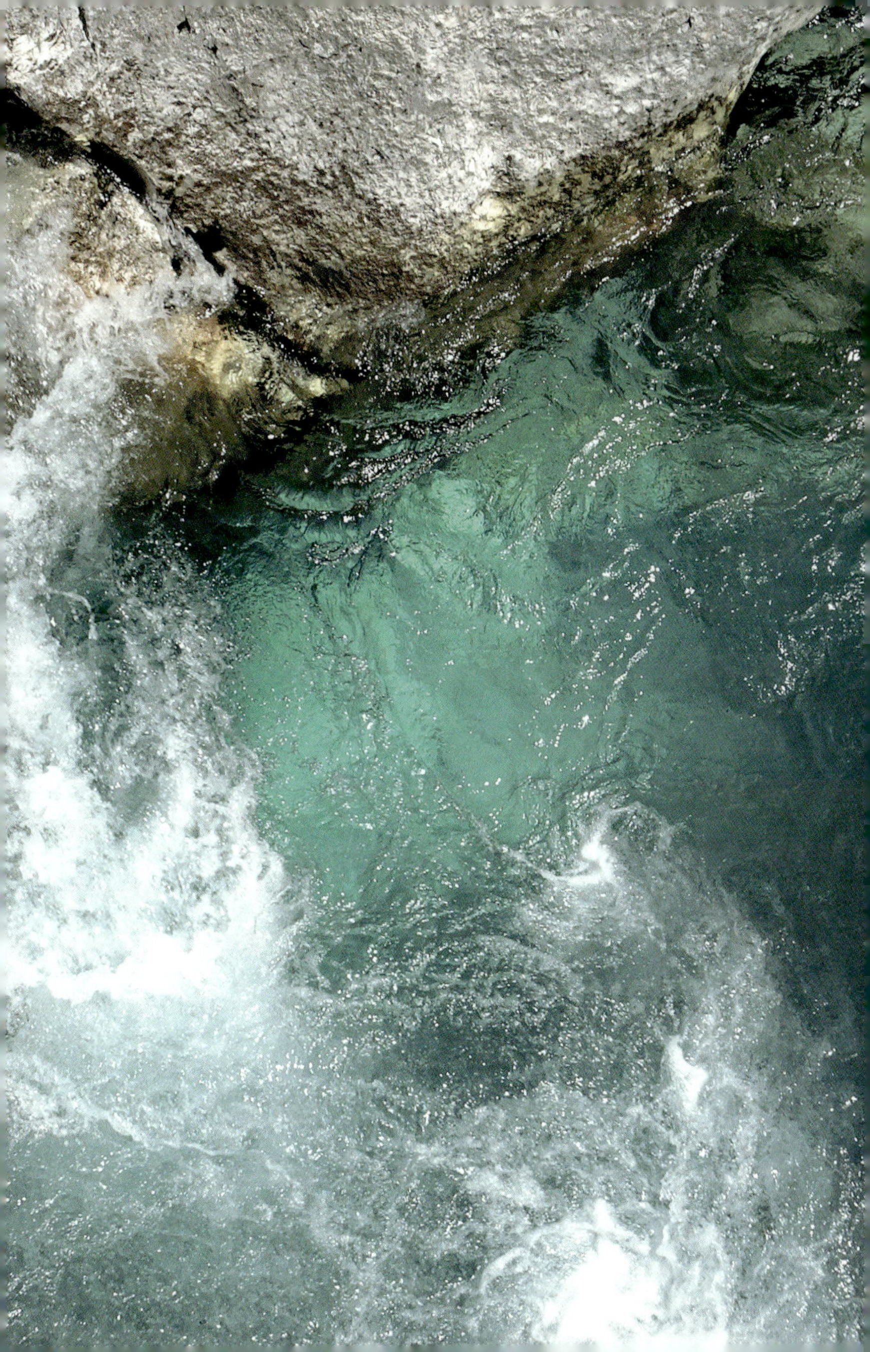

Luft

„Die Luft hat vier Kräfte: Sie sendet den Tau aus, bringt alles Grün hervor, lässt den Windhauch wehen, wodurch sie die Blumen wachsen lässt, und verbreitet die Wärme, wodurch sie alles reifen lässt. So ist sie auch selbst über die vier Erdteile verbreitet. Die Luft ist der Hauch, der im Tau den keimenden Pflanzen die Feuchtigkeit eingibt, so dass alles grünen kann, sie bringt durch das Wehen die Blumen hervor und bringt alles durch die Wärme zur Reife." (CC 44)

Frische Luft ist ein Heilmittel und sorgt für eine gute **Sauerstoffsättigung** in unserem Blut. Vor nicht allzu langer Zeit gab es „**Luftkurorte**", weil man wusste, dass saubere und reine Luft den Genesungsprozess unterstützt. Die Höhe der Luftkurorte spielte für die Art der Erkrankung eine wesentliche Rolle und es gab und gibt den Begriff des „Reizklimas". Zudem haben auch Temperatur, Windstärke, Luftfeuchtigkeit und der Salzgehalt der Luft Einfluss auf den Menschen und seine Gesundheit.
Meeresluft, **Landluft** und **Waldluft** haben unterschiedliche Qualitäten und wirken heilend auf die jeweilige Krankheit und auf die Psyche des Menschen.

Machen Sie bewusst **Atemübungen** vor dem offenen Fenster bzw. wenn möglich im Wald oder im Freien. Unternehmen Sie **flotte Spaziergänge** oder **kurze Sprints** und bald schon sind Sie körperlich und mental frisch, fit und weniger „sauer".

Übung:
Atmen Sie einige Male langsam durch die Nase ein und zählen Sie bis drei, atmen Sie dann langsam durch Nase oder Mund aus und zählen Sie bei gleichem Tempo bis fünf. Wiederholen Sie dies öfter und dehnen Sie den Atem, indem Sie beim Einatmen bis fünf und beim Ausatmen bis acht zählen.

2. Gesunde Ernährung

> *„Wenn der Mensch isst und trinkt, dann führt eine vitale, vernünftig geregelte Zugkraft im Menschen den Geschmack, den feineren Saft und den Geruch der Speisen und Getränke aufwärts zu seinem Gehirn und erwärmt es, indem es seine feinen Gefäße ausfüllt. Die übrigen Bestandteile dieser Speisen und Getränke, die in den Magen gelangen, erwärmen das Herz, die Leber und die Lunge."* (CC 146)

Diese Beschreibung deckt sich mit dem, was wir heute über den Darm wissen (siehe Seite 19ff.). Ernährung ist unsere „**Zugkraft**", sie gibt uns Kraft und Energie und ein wohliges Gefühl im Bauch – vorausgesetzt, wir ernähren uns vernünftig. Die Definition von vernünftig ist nicht bei allen Menschen gleich, aber die **Kriterien** dafür sind in der Hildegardernährung **einfach**:

Lebensmittel, Kräuter und Pflanzen in der Hildegardküche kommen aus unserem Kulturraum und es gibt im Prinzip drei Kriterien: **Saisonale** Produkte aus der **Region** in guter **Qualität**. Eine Ausnahme bei der regionalen Herkunft bilden die **Gewürze**, die seit Beginn des Handels aus dem Fernen Osten als Kostbarkeiten nach Europa gekommen sind und so teuer gehandelt wurden wie Gold.

Ein **warmer Getreidebrei** als **erste Mahlzeit des Tages** entlastet die Verdauungsorgane und spendet wertvolle Energie. **Liebevoll zubereitete Gerichte**, die wir in Ruhe, in gut gelüfteten Räumen und in angenehmer Gesellschaft einnehmen, nähren uns am besten. Die Speisen sollten nicht zu warm und nicht zu kalt sein und zu den Mahlzeiten darf „ausreichend" getrunken werden – nicht zu viel und nicht zu wenig, nicht davor und nicht danach.

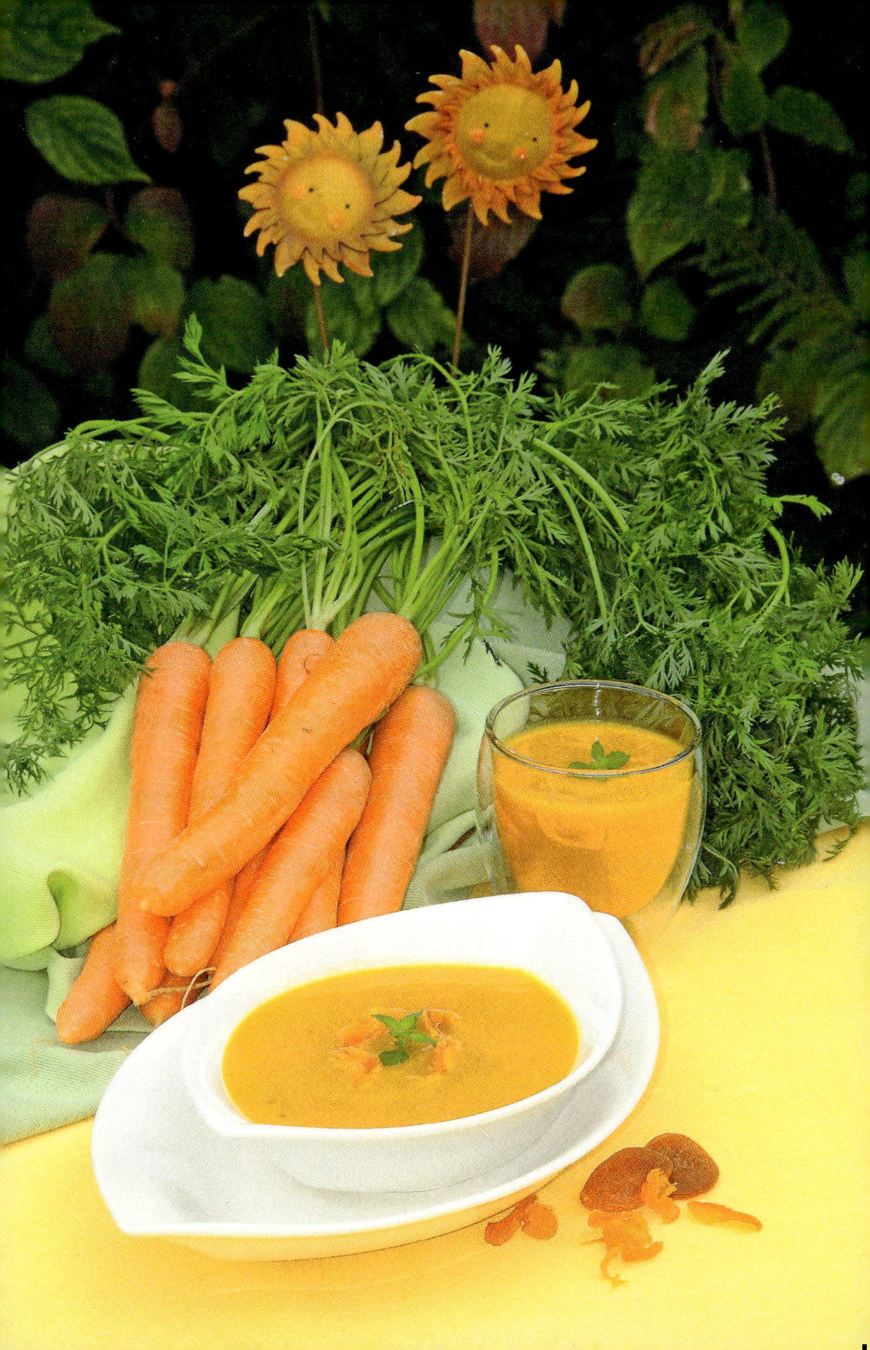

Diese detaillierten Anregungen gab Hildegard von Bingen im 12. Jahrhundert und es ist erstaunlich, dass sie damals schon Wert auf derartige Begleitmaßnahmen gelegt hat und es heute – im Zeitalter von „Coffee to go" und „Take away" – wieder ganz aktuell und wichtig ist.

Die Verwendung von Kräutern und Gewürzen ist nicht nur für den Geschmack der Speisen von Bedeutung, sondern vor allem für unsere Gesundheit. „***Lasst eure Lebensmittel eure Heilmittel sein***", dieser oft zitierte Satz von Hippokrates kommt der Wichtigkeit und dem Stellenwert gesunder Ernährung am nächsten.

Hildegard von Bingen beschrieb Pflanzen und Tiere nach der sogenannten **Subtilität**, der **Heilwirkung auf unseren Körper** sowie der **feinstofflichen Wirkung auf unsere Seele** und auf unser Gemüt. Diese Subtilität ist die **Botschaft** des Nahrungsmittels.
Die moderne Ernährungswissenschaft spricht von **Bio-Verfügbarkeit** oder **Biostoffen** und bestätigt die 800 Jahre alten Beschreibungen der mittelalterlichen Äbtissin. Diese Biostoffe aktivieren Reparatur- und Antikrebsgene und die unterschiedlichen **Pflanzenfarbstoffe** wirken als **Antioxidantien**. Die von Hildegard von Bingen bevorzugten Beeren (Brombeeren, Himbeeren, Johannisbeeren) und Gemüsesorten decken sich mit den Erkenntnissen und Empfehlungen der modernen Wissenschaft.

Gemüse

Essen Sie bevorzugt Fenchel (siehe Seite 108), Kichererbsen, Bohnen, Kürbis, Rote Rüben, Möhren, Brennnesseln, Pastinaken, Mangold, Gartensalate wie Kopf- oder Eichblattsalat und Lollo Rosso. Herbstgemüse und alle langsam wachsenden Sorten sind besonders nahrhaft, weil sie genügend Zeit haben, Mineralstoffe aus dem Boden aufzunehmen und Sonnenenergie zu speichern. Verzichten Sie nach Möglichkeit auf Nachtschattengewächse wie Kartoffeln, Auberginen, Tomaten und Paprika oder lassen Sie zumindest Vorsicht walten. Diese Gemüsesorten enthalten Solanin, das geschwächte oder kranke Menschen zusätzlich belastet und deshalb gemieden werden sollte.

Obst

Typische Hildegard-Obstsorten sind **Quitten**, **Mispeln**, **Schlehen**, **Sanddorn** und **Kornelkirschen**, die wir wieder häufig in Wildhecken und in Naturgärten finden. Sie enthalten viel Vitamin C und sind wie **Johannis-**, **Maul-**, **Brombeeren** und **Himbeeren** besonders wertvoll. Sonnengereiftes Obst enthält mehr Vitamine als zu früh geerntetes und Kompotte sind für empfindliche Menschen bekömmlicher als rohes Obst.

Getreide

In der Hildegardküche bildet der **Dinkel** (siehe Seite 102) die tägliche Basis der Ernährung, denn er ist *„das wertvollste Getreide und wirkt wie eine innere Salbe"*.
Getreide wie Weizen, Roggen, Hafer usw. werden von Hildegard von Bingen ebenfalls beschrieben, haben aber nicht die Heilwirkung wie der Dinkel.

Fleisch

Fleisch war im Mittelalter eine Kostbarkeit, die zudem nicht das ganze Jahr über zur Verfügung stand und nur zu besonderen Anlässen serviert wurde. Aus dieser Kostbarkeit ist ein Massen-

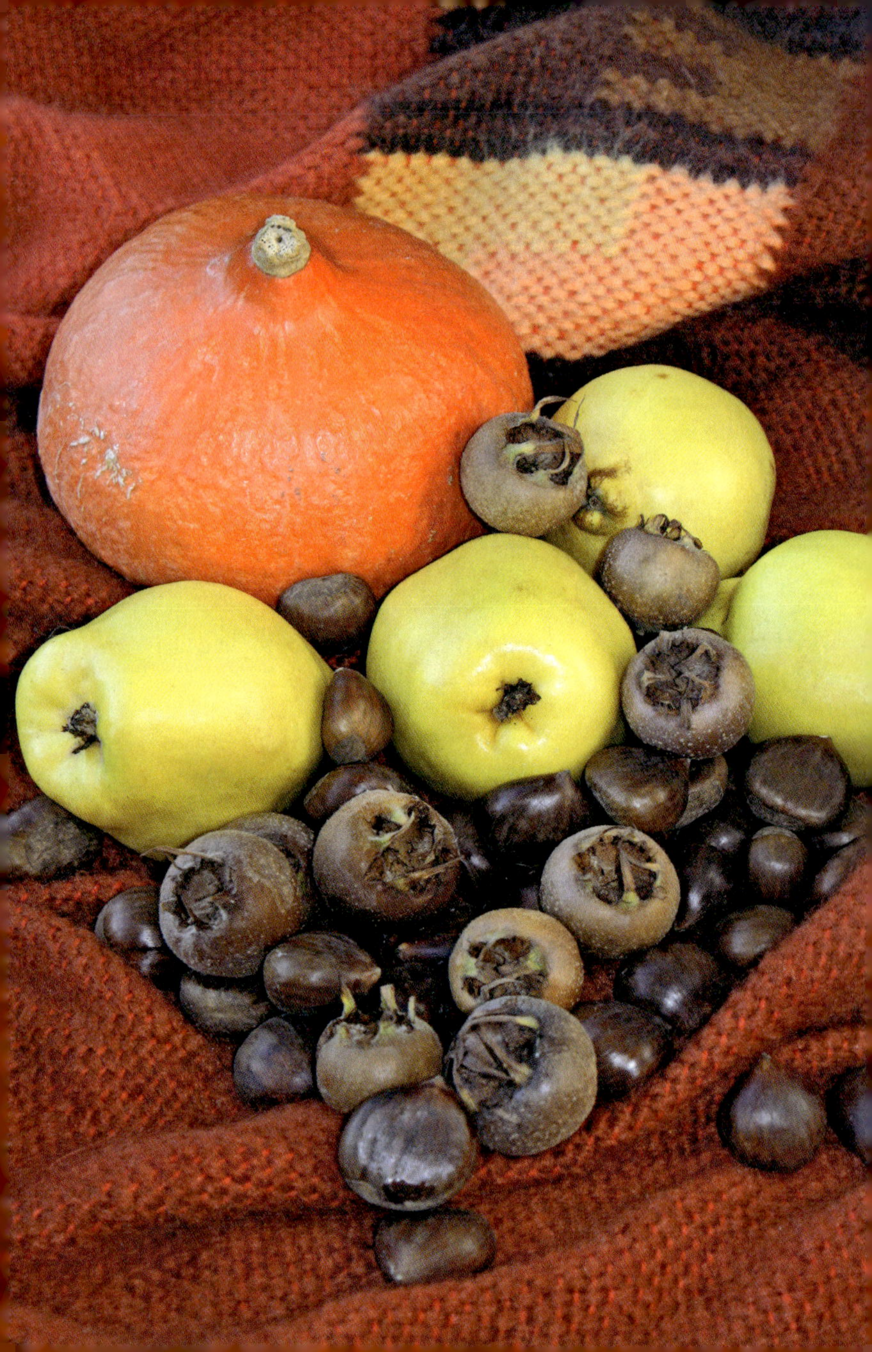

produkt geworden, das viel zu oft auf unseren Tellern landet und mit Hormonen und Antibiotika belastet ist. Beim Fleischkonsum sollten wir zumindest auf artgerechte Tierhaltung achten. Hildegard von Bingen weist auch beim Fleisch auf die spezielle Heilwirkung (Subtilität) hin und empfiehlt Schaf, Ziege, Hirsch und Reh für Gesunde und Kranke gleichermaßen. Rind, Gans, Ente, Huhn und Strauß (den sie erstaunlicherweise bereits im 12. Jahrhundert beschreibt) sollten nur gesunde Menschen essen und vom Schweinefleisch rät sie eindeutig ab.

Roh oder gekocht?

Für viele ist die **Vermeidung von Rohkost** in der Hildegardküche irritierend, denn dies widerspricht manchen Nahrungsratgebern der letzten Jahre. Rohkost übersäuert und ist für den Darm sehr belastend. Wenn wir in ferne Länder blicken, wurde und wird dort immer alles zumindest ganz **kurz gegart** oder **gekocht**. Und: marinierte Blattsalate und reifes Obst gelten *nicht* als Rohkost.

Laut einer Studie der Universität Gießen, die ein Jahr lang 200 Probanden begleitete, die ausschließlich Rohkost zu sich nahmen, kam es bei den Versuchspersonen zu einer **Unterversorgung mit Vitamin D, Zink, Kalzium und Jod**. Die Nahrung enthielt ausreichend Magnesium und Eisen, Vitamin A und E, doch das zeigte sich nicht im Blutbild: Womöglich konnte der Körper die Substanzen nicht ausreichend aufnehmen, denn bei manchen Gemüsearten werden manche Bestandteile **erst durch das Garen verfügbar**, etwa die **Karotine** in Möhren.

Über alle anderen Lebensmittel, Kräuter und Gewürze finden sich ausführliche Informationen im Buch „Hildegard von Bingen – Einfach kochen 2" von Pregenzer/Schmidle, Tyrolia-Verlag.

Bei zu viel rohem Obst und Gemüse sind die **Verdauungssäfte** überdies oft mit dem Aufspalten der Nährstoffe überlastet. Die verwertbaren Kohlenhydrate aus roher pflanzlicher Nahrung gelangen dann teils unverdaut in den Dickdarm. Dort zerlegen Bakterien manche dieser Kohlenhydrate zwar in wertvollen Zucker – doch geschieht dies durch **Gärung**: es entstehen **Gase**. Blähbauch, Krämpfe und Verstopfung können die Folge sein. Wer solche Symptome hat, kann gleich die Probe aufs Exempel statuieren und wird feststellen, dass mit (kurz) gekochten Speisen das Wohlbefinden besser wird. Zusätzlich hilft auch das Kauen von Galgantwurzeln (siehe Seite 133f.).

Fertiggerichte

Der Anteil an Fertigkost nimmt stetig zu und beträgt in Deutschland bereits 60 Prozent! Dabei ist Fertigkost ganz anders „gebaut" als natürliche Nahrungsmittel und wird von unserem Körper entsprechend auch ganz anders aufgenommen.
Die energiereichen Nährstoffe Fett und Zucker liegen in der Industriekost in einer Form vor, in der das menschliche Verdauungssystem sie viel einfacher erschließen kann als bei herkömmlich zubereiteten Speisen. Das ist aber **für unser Mikrobiom schädlich**, denn so entsteht ein Überangebot an verwertbaren Substanzen, die der Dünndarm nicht vollständig aufnehmen kann. Bakterien, denen all diese Reste als Nahrung dienen, vermehren sich daraufhin übermäßig bereits im Dünndarm und gelangen auch in den Dickdarm. Dort verdrängen sie womöglich **nützliche Mikrobenarten, die von Ballaststoffen leben**. Ballaststoffe kommen in hochverarbeiteten Lebensmitteln aber kaum vor. Diese Veränderung der bakteriellen Besiedelung steht im Verdacht, die Darmschleimhaut anzugreifen und die **Freisetzung entzündungsfördernder Botenstoffe** zu verursachen.

Vorsicht ist auch bei **Lebensmittelzusatzstoffen (E-Nummern)** geboten. Es sind Dickungsmittel, Stabilisatoren, Farbstoffe, Emulgatoren und Zuckerersatzstoffe. Sie stehen in Verdacht, die Zusammensetzung des **Mikrobioms zu beeinflussen** und **Entzündungen** auszulösen, die Struktur der Darmwand zu verändern und die Darmflora ungünstig zu beeinflussen. Deshalb bitte „**hochverarbeitete Lebensmittel**" möglichst meiden! Dazu zählen u. a. künstliche Aromen, Zusatzstoffe, veränderte Grundstoffe wie „Molkenerzeugnisse" aus Milch, „hydrolisierte Proteine" aus Sojabohnen oder anderen eiweißreichen Nahrungsmitteln, gehärtete Fette aus Pflanzenölen und modifizierte Stärke.
Fruktose-Glukose-Sirup, Maltodextrin und Stärkesirup sind nichts anderes als verarbeitete Formen von Zucker – und deshalb zu meiden.

3. Bewegung und Ruhe

„Wenn der Mensch maßvoll seinen Leib pflegt, dann spielt man für ihn im Himmel die Fürbitten auf der Zither." (LVM 88)

Bewegung ist dem Menschen angeboren und wir kennen den Ausspruch „**Sich regen bringt Segen**". So altmodisch dieser Satz auch sein mag, in der Kürze dieser Aussage liegt die simple Wahrheit. Bewegung ist eigentlich die normalste Sache der Welt, aber heute nicht mehr selbstverständlich. Sich zu bewegen gehört aber zum Leben und ist dem Menschen angeboren.
Wir benötigen Bewegung zur Aufrechterhaltung unserer Körperfunktionen und gleichzeitig auch für unsere geistige Fitness und für unsere Lebensfreude.
Kinder haben einen natürlichen, angeborenen Bewegungsdrang und es ist heute sehr wichtig, diesen zu unterstützen und nicht zu bremsen, weil es im Moment bequemer ist. Dies rächt sich bald durch Unlust, Aggression, körperliche und geistige Trägheit und durch Gewichtsprobleme. Aus Kindern werden Erwachsene und die Probleme bleiben.

Das zufriedene Gefühl körperlicher Müdigkeit ist nur möglich, wenn eine körperliche Anstrengung vorangegangen ist. Bewegung bedeutet Leben, sie macht Freude und hält jung, sie führt zu geistiger Frische und ist immer ein Zeichen von **Vitalität**.
Jeder Mensch hat sein eigenes Temperament und sein eigenes Tempo, seinen persönlichen Bewegungsdrang und sein individuelles Bedürfnis nach Bewegung.
Junge Menschen können ihre Kräfte durchaus messen, ihre Leistungsfähigkeit erproben und an ihre Grenzen gehen. Älteren Menschen hingegen werden speziell im asiatischen Raum

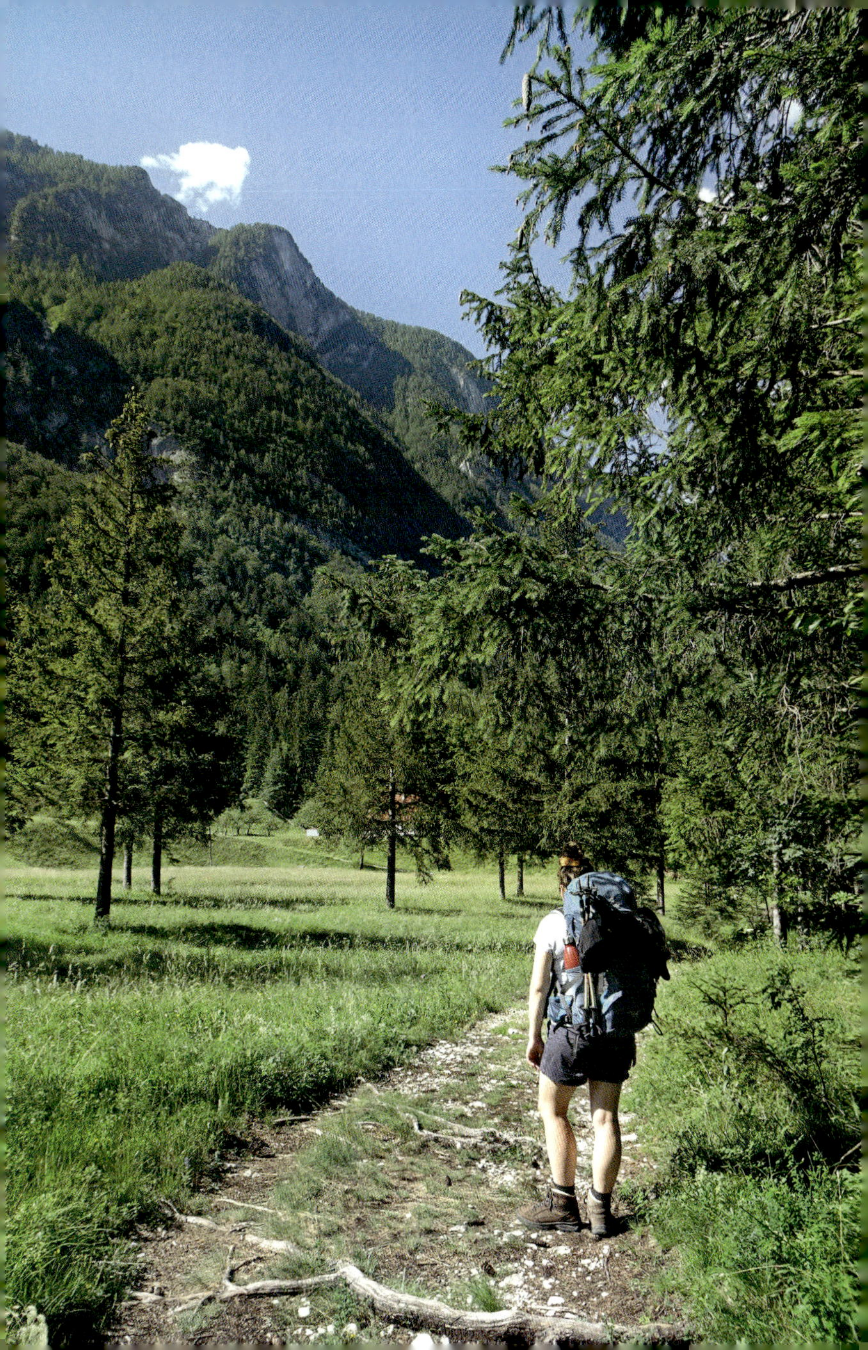

leichte, anmutige Bewegungen empfohlen, da diese den Körper dehnen und elastisch halten und zudem den **Geist anregen**.
Was Hildegard von Bingen empfahl, bestätigen aktuelle wissenschaftliche Studien: Wer sich nicht bewegt, verliert nicht nur körperliche **Spannung**, sondern auch geistige Frische. Ein „unbewegter" Körper verliert an Spannkraft, die Ausstrahlung verringert sich und sogar der Hormonhaushalt gerät aus dem Gleichgewicht. Folgen davon können Launenhaftigkeit, Unlust, Konzentrationsmangel und Reizbarkeit sein. Zudem wird man anfälliger für Stress und deshalb gilt: **Gerade wenn nichts mehr geht, sollten Sie gehen!**

Wenn der Stress überhandnimmt, Unmut sich breit macht oder die Stimmung versackt, sollten Sie sofort an die frische Luft, eine Runde gehen oder laufen oder zumindest ein paar Treppen steigen, damit dieser Zustand abgebaut werden kann.
Wenn Ihnen nichts mehr einfällt, weil sich Ihre Gedanken im Kreis drehen, gehen Sie ebenfalls eine Runde – dabei verändern Sie Ihren Standpunkt, kommen auf andere Gedanken und dadurch zu Lösungen. Vielleicht müssen Sie sogar über sich selbst lächeln, weil der Berg, den Sie vor sich sahen, nur ein Maulwurfshügel ist.
Wer sich regelmäßig bewegt, ist wacher, aufmerksamer und handelt in schwierigen Situationen viel souveräner. Durch mehr Bewegung essen Sie auch meist bewusster, gesünder und weniger – und dies wiederum zeigt sich durch Spannkraft und Vitalität!

Ruhe – die notwendige Ergänzung zur Bewegung

Wir alle kennen den Ausspruch „**In der Ruhe liegt die Kraft**". In hektischen Zeiten ist es besonders wichtig, Ruhe-Inseln einzubauen, für Rückzug zu sorgen und sich ganz in Ruhe zu entspannen. Ruhephasen dienen dazu, Erlebtes zu verarbeiten und es im Nachhinein auch zu genießen. In der Ruhe findet **Sammlung** statt und **Kräfte werden gebündelt**. Ebenso findet Lernen in der Ruhephase statt – das Erfahrene, Gehörte, Gelesene „setzt" sich in der Phase der Ruhe.
Nach einem anstrengenden oder hektischen Tag sollten keine Veranstaltungen besucht oder zusätzliche Aktivitäten gesetzt werden. Zuviel des Guten hilft nicht, sondern bewirkt das Gegenteil.

Wer nicht mehr „in der Ruhe" sein kann, keine Muße mehr findet und Sonntage, an denen keine Aktivitäten stattfinden, schlecht oder gar nicht aushält, lebt die beiden Pole nicht mehr.
Wir brauchen eine moderate **Balance** zwischen Ruhe und Aktivität, zwischen Anspannung und Entspannung und wer dies längere Zeit nicht mehr lebt, läuft Gefahr, in ein Burnout zu schlittern, denn dies sind die ersten Warnsignale dafür.

Die „**Langeweile**" ist ein kostbares Gut und dehnt die Zeit auf wohltuende Art. Entscheidungen, die in Ruhe überlegt und dann getroffen wurden, sind in den meisten Fällen gute Entscheidungen.
„**Wenn du es eilig hast, gehe langsam**" – diese Empfehlung aus dem asiatischen Kulturkreis hilft an hektischen Tagen ganz besonders.

4. Schlaf und Mittagsschlaf

„Wenn jemand mäßig lange schläft, wird er dadurch gesund bleiben. Wer zu viel wach bleibt, wird körperlich schwach und büßt infolgedessen ziemlich viele Kräfte ein und verliert auch ziemlich viel Empfindungsvermögen. ... Wer mit Maßen wach bleibt, wird körperlich gesund bleiben. Es kommt oft vor, dass ein Mensch wach ist und nicht schlafen kann, weil sein Geist durch verschiedene Gedanken und Umstände und Probleme beschäftigt ist oder der Mensch in großer Freude gefangen ist. ... [dabei] gerät sehr oft das Blut im Menschen in Unruhe, und die Blutgefäße, die den sanften Hauch des Schlafes aufnehmen sollten, ziehen sich etwas zusammen, so dass sie ihn nicht aufnehmen können.“ (CC 116f.)

Diese feine Kenntnis und Beschreibung des Schlafs von Hildegard von Bingen im 12. Jahrhundert ist beeindruckend. Schlaf ist kein notwendiges Übel, keine lästige Pflicht, sondern ein wichtiger Teil für ein entspanntes Leben, damit wir mit allen Sinnen aufnahmefähig und hellwach sein können, und natürlich für ein **funktionierendes Immunsystem**.
Der Neurobiologe Peter Spork hat – neben vielen anderen – wissenschaftlich untermauert, was Hildegard von Bingen schon wusste: Wir brauchen genügend Schlaf, damit wir **körperlich wie geistig fit** sind. Menschen, die 17 Stunden lang nicht geschlafen haben, sind in Leistungstests so schlecht, als hätten sie 0,5 Promille Alkohol im Blut. **Schlafmangel** „macht uns dumpf“, ohne dass wir es bemerken.
Übermüdung ist an 24 Prozent der tödlichen Unfälle schuld. In ganz Europa sterben mehr Menschen bei Autounfällen, weil sie einschlafen, als wegen Alkohol am Steuer. Wir fordern von uns und unserem Körper ständig Leistung und entziehen ihm so oft den wichtigen Schlaf.

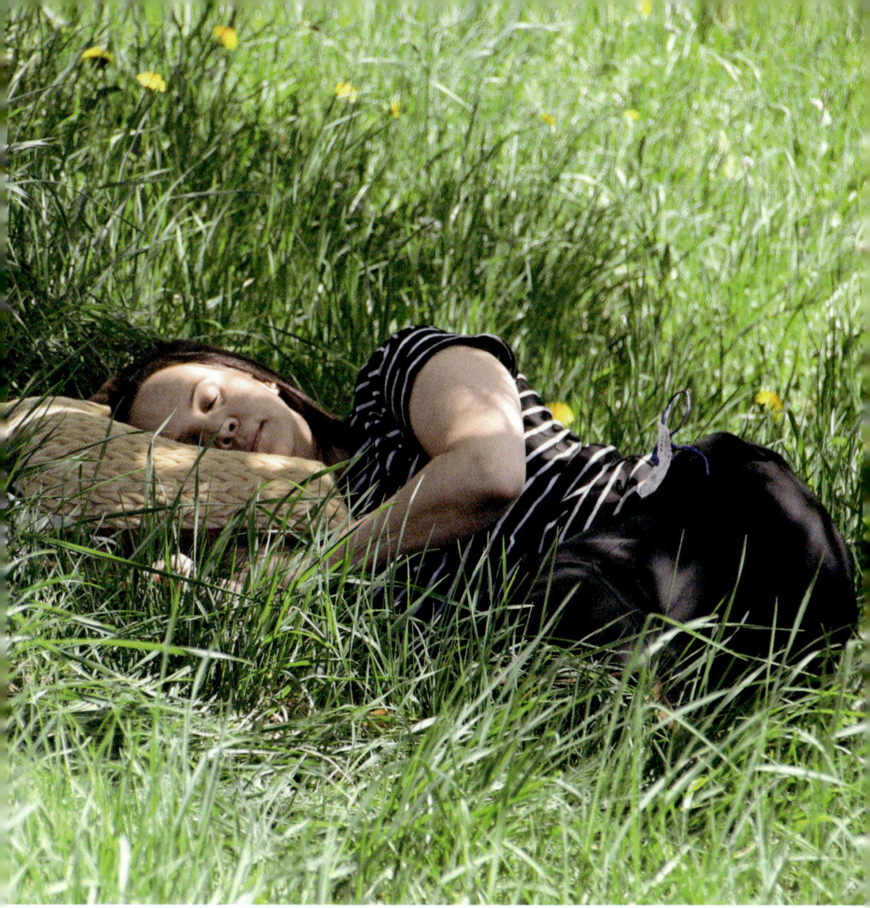

Den Schlaf sollten wir wichtig nehmen, denn wenn er auf Dauer zu kurz kommt, rächt sich das durch **Lustlosigkeit**, **Stress** und **Launenhaftigkeit** bis hin zur **Depression**. Schlafmangel schwächt auf körperlicher und seelischer Ebene, er macht nervös und letztlich sogar aggressiv. Körperliche Leiden, chronische Erkrankungen und ein **schwaches Immunsystem** sind unter anderem auch die Folgen von Schlafdefiziten.

Wenn ich nicht ohne Wecker wach werde, leide ich an chronischem Schlafmangel, und wer das Wochenende herbeisehnt, um endlich 12 bis 14 Stunden auszuschlafen, hat generell zu wenig Schlaf für sein persönliches Wohlbefinden. **Schlafräuber** sind – neben beruflichen Überstunden – zu langes Fernsehen, zu viele Freizeitaktivitäten, zu späte körperliche Betätigungen und zu spätes Abendessen.

Schlaf ist ein wahrer **Jungbrunnen** und stärkt die körpereigene Abwehr: Er macht schön, fit und wach, aufnahmefähig, konzentriert und reaktionsstark. Unser Immunsystem **repariert im Schlaf** alle angefallenen Schäden.

Mittagsschlaf

In Amerika gibt es den so genannten „Power-Nap" – auf gut deutsch „kräftigendes Nickerchen". Dies ist nichts anderes als das bei uns bekannte und bei Hildegard propagierte Mittagsschläfchen, das nicht länger als 10 bis 20 Minuten dauern sollte, damit der „**Säftehaushalt**" nicht durcheinandergerät. Sowohl das Schläfchen als auch die Länge bzw. Kürze sind wichtig!
Heute wissen wir, was mit diesen Säften gemeint ist: die Umwandlung vom „**Glückshormon**" **Serotonin** in das „**Schlafhormon**" **Melatonin** setzt nach 20 Minuten ein. Das ist für den Nachtschlaf wunderbar. Aber genau wegen dieses Umwandlungsprozesses ist ein längerer Mittagsschlaf „ermüdend" und somit kontraproduktiv.
Serotonin stabilisiert nicht nur den Schlafhaushalt, sondern wirkt auch **antidepressiv**. Sonnenlicht erhöht die Bildung von Serotonin, deshalb sollten wir untertags regelmäßig an die frische Luft.

Die Bildung von Melatonin wird auch durch „**Blaulicht**" behindert bzw. ganz verhindert. Das bedeutet: Zu langes und zu spätes Fernsehen sowie Handyspiele oder die Arbeit am PC bringen unsere Schlafrhythmen durcheinander.
Werbeflächen und **Lichtquellen**, die die Nacht erhellen, stören unsere Fähigkeit zu schlafen ebenfalls und so boomen derzeit Schlafkliniken – und das nicht nur in Amerika. Bei vielen Menschen ist das natürliche Schlafbedürfnis durch vielerlei Faktoren gestört und die „normale" Fähigkeit, ausreichend und tief zu schlafen, ist abhandengekommen.

Regeln für einen guten Schlaf

Jede/r kennt seine persönlichen Schwachstellen und Schlafräuber und kann sich seine Abendrituale selbst zusammenstellen. In jedem Fall ist es richtig, den **Feierabend** ruhig ausklingen zu lassen und auf das Zappen durch die Fernsehprogramme oder das Surfen im Internet zu verzichten, denn diese Informationen müssen von unserem Gehirn verarbeitet werden. Eine Abendmeditation, beruhigende Gymnastik, ein Löffel Maronihonig oder ein Schluck Herzwein sind dazu eine gute Alternative. Warme Füße erleichtern das Einschlafen und ein Jaspis (siehe Seite 135) unterm Kopfkissen vertreibt Ängste und Sorgen.

5. Fasten und Ausleitungsverfahren

„Lerne maßhalten (beim Fasten), das ist für Himmlisches und Irdisches die Mutter aller Tugenden. Denn dadurch wird die Seele geleitet und ebenso der Leib in rechter Weise ernährt. ... Der Mensch ... wird durch maßlos auferlegte Mühsal und Enthaltsamkeit seiner Seele keinen Nutzen bringen." (Br 199)

Hildegard von Bingen war für ein gesundes Maß und gegen strenge Askese. Der **zeitweise Verzicht** auf Nahrungsaufnahme oder auf gewisse Nahrungsmittel entlastet den Körper, regt ihn zur Selbstreinigung an und wirkt positiv auf das Immunsystem ein.
Außerhalb der Fastenzeit sind Essenspausen zwischen den Mahlzeiten sehr wichtig – sie sind ein Kurzurlaub für den gesamten Körper.
Zudem stärkt uns das Fasten **mental**, denn die Erfahrung, sich mit wenig gut zu fühlen, macht frei – auch angstfrei.

Was passiert beim Fasten in unserem Körper?

Wenn die Nahrungszufuhr unterbrochen wird, plündert der Körper zuerst seine schnell erreichbaren Energiedepots, vor allem den Zuckerspeicher in der Leber, gebunden als so genanntes **Glykogen**. Ist das Glykogen erschöpft, mobilisiert der Körper weitere Reserven. So werden nun vorübergehend **Eiweiße** zur Energiegewinnung genutzt – und diese stammen nicht wie bisher vermutet aus den **Muskeln**, sondern aus dem vorübergehend kaum genutzten **Verdauungstrakt**. Auf diese Weise kommt es zur Zellerneuerung im Darm – eine wunderbare Gesundheitsvorsorge. Völlig kostenlos und rezeptfrei!
Ein weiterer Teil der Energie kommt aus eingelagertem **Fett** im

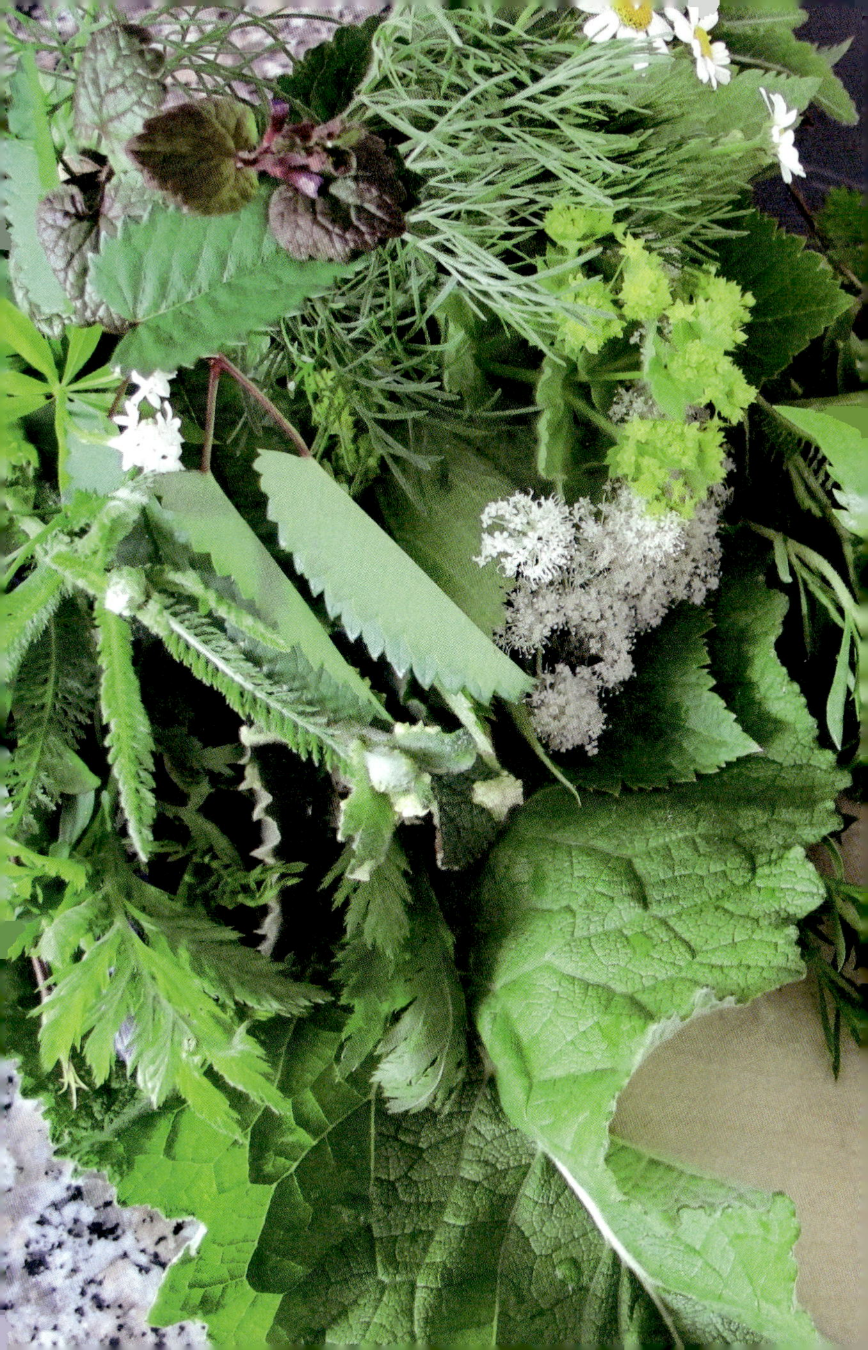

Bindegewebe, denn inzwischen hat auch die Fettverbrennung begonnen. Darüber hinaus aktiviert der leichte Hungerstress in fast allen Körperzellen Gene und Enzyme, die für den Schutz und die **Reparatur von Körperzellen** und der darin enthaltenen Erbsubstanz zuständig sind.
Und er trainiert und optimiert die **Mitochondrien**, die etwa aus Zucker Energie gewinnen, denn diese „Kraftwerke der Zellen" müssen die verringerten Ressourcen während des Fastens möglichst effizient nutzen. Dies bewirkt eine selbstständige Reinigung der Körperzellen und ist unter dem Begriff **Autophagie** (auto = selbst, phagein = verdauen) bekannt und als **Intervallfasten** gleichermaßen beliebt wie erfolgreich.
Faszinierend ist auch die Tatsache, dass Fasten das **Mikrobiom** nachhaltig verändert: Es wird widerstandsfähiger und vielfältiger als zuvor.

Das sanfte Hildegardfasten

Beim sanften Hildegardfasten isst man täglich, aber wenig, und im Prinzip nur den wertvollen Dinkel in Form von Brot, von Körnern oder als Grießsuppe. Das sanfte Hildegardfasten ist ideal, weil die geringe Kalorienzufuhr verhindert, dass zu schnell zu viel Eiweiß abgebaut wird.

Ab und zu eine Fastenzeit einzulegen, ist für jeden gesunden Menschen ratsam, aber auch bei gewissen Krankheiten ist eine Fastenkur heilsam. Laut **Dr. Andreas Michalsen** von der Charité in Berlin und anderen Experten erleben vor allem folgende fünf Gruppen von Patienten durch Fasten eine Linderung ihrer Symptome:

- Menschen, denen aufgrund von Fehl- und Überernährung der **Blutdruck** regelmäßig in die Höhe schnellt und die dadurch ein erhöhtes Herzinfarkt- und Schlaganfallrisiko haben. Während des Fastens setzt der Körper vermehrt blutdrucksenkende Botenstoffe frei, die sehr effizient sind. Deshalb muss Fasten mit dem Arzt abgesprochen werden, wenn blutdrucksenkende Medikamente eingenommen werden.
- **Typ-2-Diabetes-**Patienten profitieren ebenfalls vom Fasten. Bei vielen verbessert sich der Stoffwechsel (Bildung und Wirkung des Hormons Insulin) durch das geringere Nahrungsangebot. So sind geringere (oder sogar keine) Insulingaben notwendig. Mit dem Arzt abklären!
- Schmerzhafte **Gelenkentzündungen bei rheumatischen Erkrankungen** gehen mit dem Fasten ebenfalls zurück oder verschwinden ganz. Da der Körper keinen Zucker mehr zur Verfügung hat, baut er Fettsäuren zu Superbrennstoffen (**Ketonen**) um. Einer dieser Brennstoffe wirkt wie ein „Feuerlöscher" auf Entzündungsherde.
- Auch bei nervenzerstörenden Krankheiten wie **MS**, **Demenz** oder **Parkinson** scheinen Ketone hilfreich zu sein. Sie dienen geschädigten Hirnzellen als besser nutzbarer Kraftstoff, denn viele angeschlagene Zellen können kaum mehr verstoffwechseln, Ketone hingegen schon. So tragen Ketone zur Rettung von verkümmerten Nervenzellen bei.
- Bei entzündlichen Leiden wie **Morbus Crohn** oder bei **Reizdarmsyndrom** hat sich Fasten als hilfreich erwiesen. Denn das Verdauungsorgan nutzt die Essenspause zu einem gründlichen Putz oder – je nach Dauer – zu einer tiefgreifenden Erneuerung, vor allem seiner Darmbakterien. Auch in diesem Fall ist es sinnvoll, das Fasten mit einem Arzt abzusprechen, der dem Fasten positiv gegenübersteht.

Das sanfte Hildegardfasten entspricht all den neuen Erkenntnissen und Empfehlungen. Eine Woche Fasten mit Dinkelbrot und Dinkelgrießsuppe und dem Birnbrei zur Ausleitung ist für jede/n machbar und die Wirkung auf unser Immunsystem wie ein **Bad in einem Jungbrunnen**.

Intervallfasten

Beim Intervallfasten wird eine **Essenspause von 16 und mehr Stunden** eingelegt. Gegen Ende dieser Zeit (je nach Studie auch schon bei 12 Stunden fasten) kommt die Zellreinigung – ein „Aufräumprogramm" – in Gang. Wie oben erwähnt, liefert der Darm große Mengen an Eiweiß zur Versorgung des Körpers, wenn die Glykogenzellen versiegt sind und der Fettstoffwechsel noch nicht komplett hochgefahren ist. Dazu stellt er überschüssige oder defekte Verdauungsenzyme sowie Eiweiß verschlissener Darmschleimhautzellen zur Verfügung. Der Darm nutzt die Essenspause, um sich eine „**neue Haut**" überzustreifen; er baut Schleimhaut ab, um sie nach dem Fastenbrechen wieder neu aufzubauen – stabiler und funktionstüchtiger als zuvor. Deshalb ist es wichtig, die ersten Tage nach dem Fasten auf **schonende Kost** zu achten und auch nach 16 Stunden Enthaltsamkeit zuerst etwas „Mildes" zu essen, z. B. ein Stück Brot zu kauen, bevor es eine würzige Speise gibt.

Die 16 Stunden sind leicht einzuhalten, wenn man das Frühstück oder das Abendessen streicht. Etwas ungewöhnlich, aber für viele erleichternd, mag Hildegards Hinweis sein, dass *„der gesunde, erwachsene Mensch* ***kein Frühstück benötigt****"*, da er durch den nächtlichen Schlaf ausgeruht ist und seine Energie nicht gleich für die Verdauung verbrauchen soll. Achten Sie deshalb auf Ihr Bedürfnis und Ihr Hungergefühl am Morgen und

essen Sie erst im Laufe des Vormittags, wenn Ihr Körper danach verlangt. Wenn Ihre erste Mahlzeit das Mittagessen ist, weil Sie keinen Hunger hatten, ist das prima, und wenn Sie im Laufe des Vormittags Dinkelbrot genießen, ist es genauso gut.
Beim Hildegardfasten geht es **nicht um Kalorien und Tabellen**, sondern um das Gespür für seinen eigenen Körper und sein **eigenes Bauchgefühl**.

Was immer möglich ist

Auch „kleine Fastenzeiten" zwischen den Mahlzeiten entlasten den Verdauungsapparat und ganz besonders den Darm.
Verzichten Sie auf den kleinen „Imbiss" zwischendurch – dieser kurbelt immer die Verdauungssäfte an und verbraucht wertvolle Energie.
Ein „**Basentag**" pro Woche ist ein Kurzurlaub für unseren gesamten Verdauungstrakt und stärkt das Immunsystem.
Verzichten Sie an diesem Tag auf Kaffee, Alkohol und tierisches Eiweiß. Ernähren Sie sich von Dinkelprodukten und von Obst und Gemüse.

Eine **Hildegardfastenwoche** pro Jahr ist eine wunderbare Gesundheitswoche und wenn Sie es zweimal im Jahr machen, ist dies doppelt gut.

Ausleitungsverfahren: Aderlass und Schröpfen

Diese beiden Ausleitungsverfahren sollen an dieser Stelle nur kurz erwähnt werden und nur von Ärzten bzw. Naturheilpraktikern ausgeführt werden. Dort erhalten Sie auch die Informationen, die es zu beachten gilt.

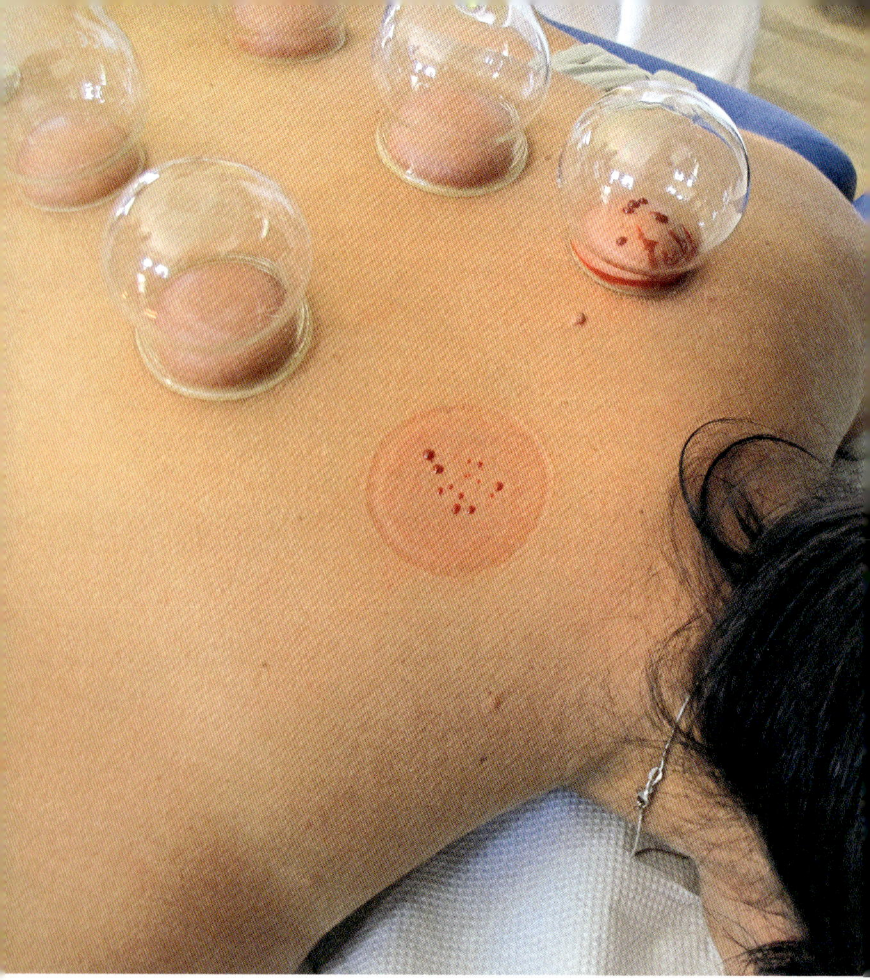

Der **Aderlass** ist eine alte und sehr effektive Heilmethode. Er hilft bei **hohem Blutdruck**, bei sämtlichen Beschwerden, die mit Verschlackung in Zusammenhang stehen, er gleicht **hormonelle Beschwerden** aus, unterstützt den Heilungsprozess bei **rheumatischen Erkrankungen** und auch **überhöhte Cholesterinwerte** werden deutlich gesenkt.

Beim Aderlass wird dem Körper auf sanfte Weise Blut entnommen. Dadurch wird er von Schlacken befreit, die er normalerweise nur sehr mühsam abbauen kann.
Hildegard von Bingen gibt sehr genaue Anweisungen, wie ein Aderlass zu erfolgen hat, und diese sollte man unbedingt beachten.

Das **Schröpfen** ist eine zweite, sehr spezielle Hildegardheilmethode und ist nach Hildegard von Bingen *„zu jeder Zeit gut, denn es vermindert die schädlichen Säfte und Schleime im Menschen".*
Das Schröpfen hat sich u. a. bei **Nackenverspannungen**, **Kopfschmerzen** und **Krampfadern** hervorragend bewährt. Auch bei hartnäckigen **Erkältungen** kommt es durch das Schröpfen zu einer zügigen Heilung.
Bei dieser Methode werden vom Arzt Glaskugeln mit angewärmter Luft an jenen Nervenpunkten des Körpers (den so genannten Head'schen Zonen) angebracht, an denen es zur bestmöglichen Reinigung kommen kann. Beim Abkühlen der Glaskugeln und durch das dadurch entstehende Vakuum werden reflektorische Reize ausgelöst und die Schlackenstoffe in Bewegung gesetzt.

Genaue Informationen zu Fasten, Aderlass und Schröpfen finden Sie im Buch „Hildegard von Bingen – Einfach fasten" von Brigitte Pregenzer, Tyrolia-Verlag.

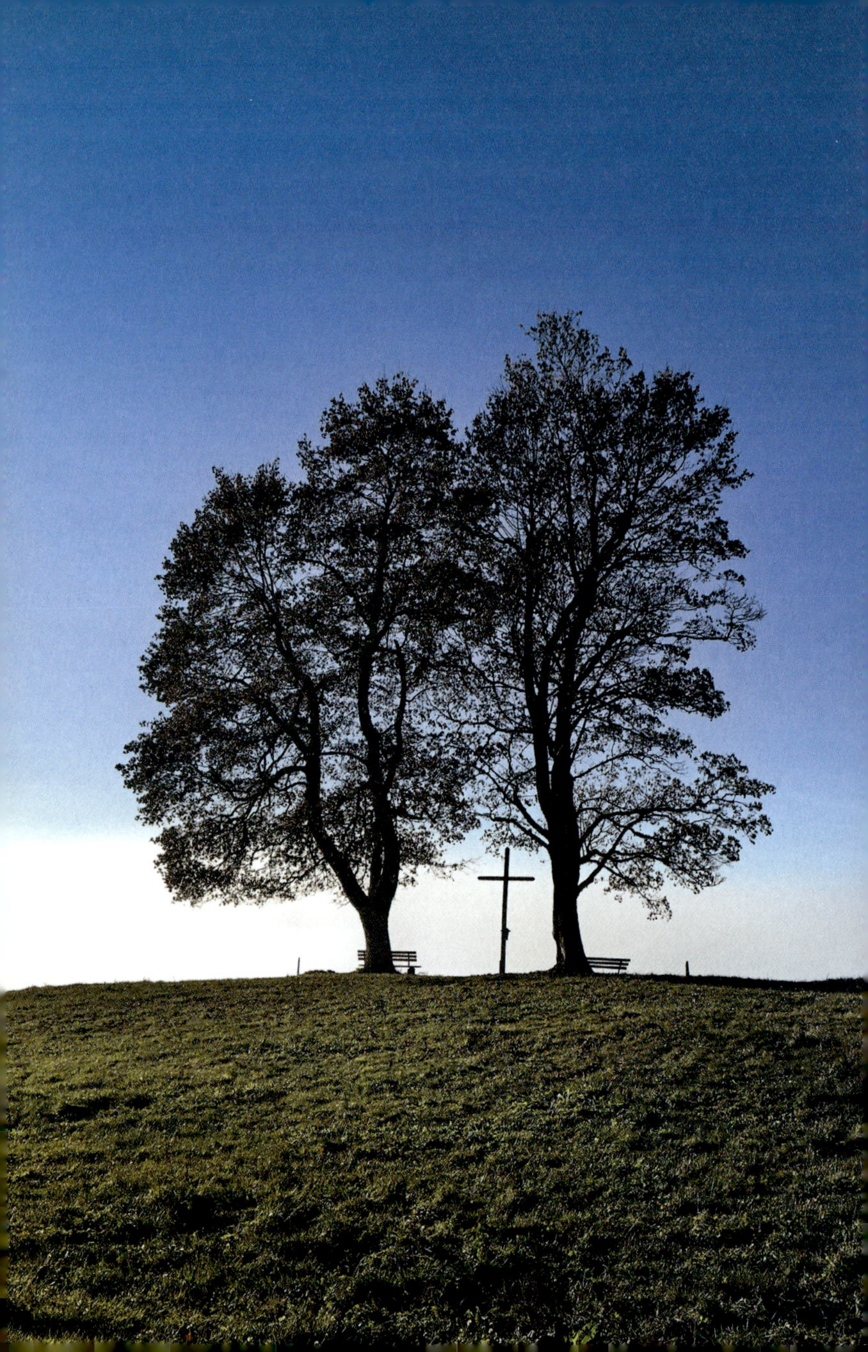

6. Die Seele stärken und Spiritualität entwickeln

„Die Seele blüht und grünt, indem sie sich an den guten Werken freut, und sie vertrocknet und schwindet dahin, indem sie an den bösen Werken Schmerz empfindet.“ (LDO 219)

Die sechs Goldenen Lebensregeln haben nicht nur das körperliche Wohlbefinden im Blick. Sie wollen darüber hinaus der Seele **Orientierung** bieten und einen Rahmen vorgeben. Durch eine gewisse Regelmäßigkeit und Verlässlichkeit erfährt unsere Seele die **innere Ruhe**:

1. Durch den Kontakt mit den vier Elementen sind wir eingebettet in die Natur;
2. gute Lebensmittel haben eine feinstoffliche Wirkung auf unsere Seele und geben Energie;
3. die Balance von Aktivitäten und Nichtstun ermöglicht Harmonie;
4. genügend Schlaf hält unseren Körper fit, stärkt die Nerven und lässt unsere Seele durch Träume entspannen;
5. der zeitweise Verzicht auf Nahrung und Medien – das ganzheitliche Fasten – entlastet uns auf der körperlichen, geistigen und seelischen Ebene.

Zusätzlich können wir unsere Seele stärken und erfreuen, indem wir auf unsere **inneren Bedürfnisse hören** und uns daran erinnern, was uns früher erfüllt und begeistert hat. Alles, was uns „be-geistert“, gibt Kraft, Schwung, Elan und Freude – und **Lebensfreude** war für Hildegard von Bingen ganz wichtig.
Sie selbst hat – allen Anfeindungen zum Trotz – mit ihren Mitschwestern bei den Gottesdiensten musiziert, gesungen und getanzt – und das *„mit offenem Haar und Geschmeide an den*

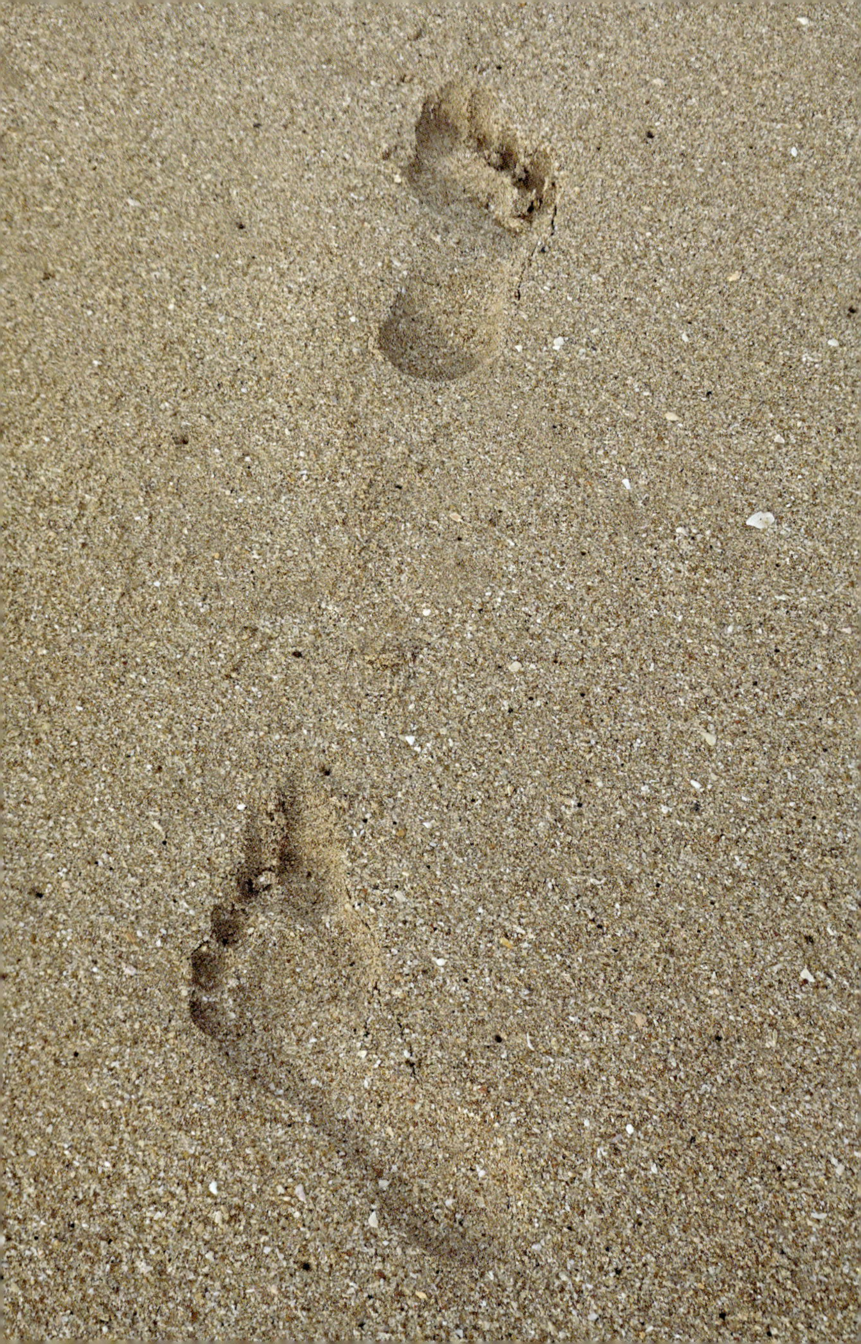

Fingern, in wallende Gewänder gekleidet" (Br 112). Lebensfreude ist der **innere Motor** und gleichzeitig der Barometer dafür, dass wir in einer guten Mitte – in unserer eigenen Mitte – sind.

Spiritualität entdecken und entwickeln

> *„Der Mensch ist das Inbild und die Fülle aller Schöpfung und in seinem innersten Seelengrund verlangt er nach einem Kuss seines Schöpfers."*
>
> (LDO 239)

Spiritualität ist die **Hinwendung zu etwas Größerem**, zu etwas, das wir nicht fassen können, aber sehr wohl spüren. Spiritualität leben wir, indem wir eine Haltung einnehmen, die wir mit Hilfe der **Hildegardtugenden** immer wieder einüben.
Wir alle kennen unsere Eitelkeiten und Schwächen, denen wir jeden Tag aufs Neue mit größerer Aufmerksamkeit begegnen können, denn Übungsmöglichkeiten stellt das Leben täglich zur Verfügung.
Wenn wir an Tugend denken, denken wir meist an „Moral" und machen dann einen großen Bogen um dieses Thema. Tugenden sind aber „Tools", um an sich, seinen Stärken und Vorzügen zu arbeiten.

Eine spirituelle Haltung kann man zudem erlangen, indem man sich in **Achtsamkeit** und **Bewusstheit** übt. Sie verschaffen den Hildegardtugenden Raum und lassen uns unserem Innersten näherkommen. Beide sind wunderbare „Lernhilfen" auf dem spirituellen Weg, denn **„ein spiritueller Weg, der nicht in den Alltag führt, ist ein Irrweg"**, wie der Benediktinermönch und Zenmeister Willigis Jäger sagte.

Tugenden stärken

„So wie der Körper durch die Seele lebt, so lebt auch die Seele, wenn sie mit dem Körper Gutes wirkt, wieder auf.“ (LDO 171)

Hildegard hat 35 Tugenden bzw. Untugenden beschrieben, mit denen wir im Laufe unseres Lebens konfrontiert werden und die zu unserer Selbsterkenntnis und Selbstfindung beitragen.
Tugenden kommen aus unserem Innersten heraus und folgen einem inneren Gesetz – und deshalb können sie nur „richtig" sein. Jeder weiß tief in seinem Inneren, ob etwas gut und richtig ist und was sich falsch anfühlt.
Niklaus Brantschen, Priester und Zen-Meister, schreibt: „***Tugend wächst aus dem Geschmack am Leben und aus der Sehnsucht, dieses Leben voll zu leben***".
Während die Tugend eine Herzensangelegenheit des Menschen ist und aus ihm heraus erwächst, kommt die „gesellschaftliche Moral" von außen und soll es uns einfach machen, Gebote und Verbote, Regeln und Vorschriften zu befolgen, und soll es uns ermöglichen, nicht selbst denken zu müssen.

Einen besonderen Stellenwert haben die vier so genannten **Kardinaltugenden** (von lateinisch *cardo*, Türangel, Dreh- und Angelpunkt); es sind dies **Klugheit**, **Gerechtigkeit**, **Tapferkeit** und die **Mäßigung**. Wir können sie ein Leben lang pflegen und uns dadurch immer wieder aufs Neue stärken.
Weiters können wir uns in **Geduld** üben, besonders dann, wenn wir gerade keine Zeit haben, oder in einer Situation mit **Barmherzigkeit** reagieren, ohne gleich zu urteilen und zu verurteilen. Die Tugend der **Großzügigkeit** wird uns innerlich erfüllen und die Gedanken angenehm machen.

Wir können **Zurückhaltung** und **Demut** an den Tag legen, um der **Gier** und dem **Geiz** beizukommen, die uns beide innerlich schwächen und uns klein und kleinlich machen.
Natürlich gibt es noch weitere Tugenden und sie alle tragen zu unserer Entwicklung bei, wenn wir uns immer wieder einmal selbst die Frage stellen, wie es z. B. um unsere Tapferkeit bestellt ist oder wie klug unsere Entscheidungen sind.

Achtsamkeit im Alltag üben

> *„Die Seele erblickt durch die Fenster der Augen das Licht und sie weiß sehr viel im Herzen und lässt viel davon in ihren Werken sichtbar werden."* (CC 93)

Jeder Tag bietet die Möglichkeit, sich in **Achtsamkeit** und **Bewusstheit** zu üben, indem wir auf unsere Gedanken achten und **den kritischen Geist ruhigstellen** und indem wir auf unser Tempo achten und gezielt **langsamer werden**. Wir können das üben, indem wir alltägliche Dinge ganz genau betrachten, wenn wir leise werden und einem Menschen aufmerksam zuhören.
So werden wir Einzelheiten entdecken, die uns sonst nicht aufgefallen wären und die uns vielleicht sogar staunen lassen.
Ein liebevoll gedeckter Tisch freut uns und unsere Gäste und ein kurzes Innehalten vor dem Essen schafft Raum für Dankbarkeit.
Alltägliche Arbeiten, die wir mit Freude und Bewusstheit erledigen, gehen uns leicht von der Hand und sind keine lästige Pflicht mehr. Ein kleines Lächeln aus unserem Inneren heraus macht so manches leichter.

Lebensfreude pflegen

„Wenn das Bewusstsein der menschlichen Seele nichts Trauriges, nichts Unangenehmes und nichts Böses im Menschen spürt, dann öffnet sich auch das Herz dieses Menschen der Freude, so wie sich die Blumen der Sonnenwärme öffnen." (CC 186)

Die Lebensfreude ist eine Wohltat für sich selbst und seine Mitmenschen. In ihr kommt unsere Dankbarkeit zum Ausdruck und sie ist ein Zeichen dafür, dass wir ein gutes Leben haben. Die Lebensfreude ist eine Kraft, die wir hegen und pflegen sollten, weil wir dann angenehme Mitmenschen sind und andere mit unserer Freude inspirieren. Zudem **stärkt sie unser Immunsystem und ist somit ein Heilmittel**.
Die Frage, was macht mir Freude und in welchen Situationen empfinde ich sie am meisten, kann jede/r für sich beantworten. Naturerlebnisse, kulturelle Veranstaltungen, erfüllende Gespräche und Begegnungen, die Ausübung der eigenen Kreativität und seiner Talente gehören sicher dazu. Herauszufinden, welche genau es sind, kann eine lohnende Aufgabe sein.

Musik, Gesang und Tanz ausüben

„Beim Hören eines Liedes pflegt der Mensch manchmal tief zu atmen und zu seufzen. Das erinnert den Propheten daran, dass die Seele der himmlischen Harmonie entstammt." (H. v. B.)

Hildegard von Bingen **komponierte** 77 Musikstücke und ein großes Singspiel über das Spiel der guten und schlechten Kräfte – das „Ordo virtutum". Sie selbst sang und musizierte täglich mit ihren Mitschwestern, um die Seele auf Gott einzustimmen und ihn mit dem Spiel zu erfreuen und damit sich die Seele wieder an ihre himmlische Heimat erinnern kann.

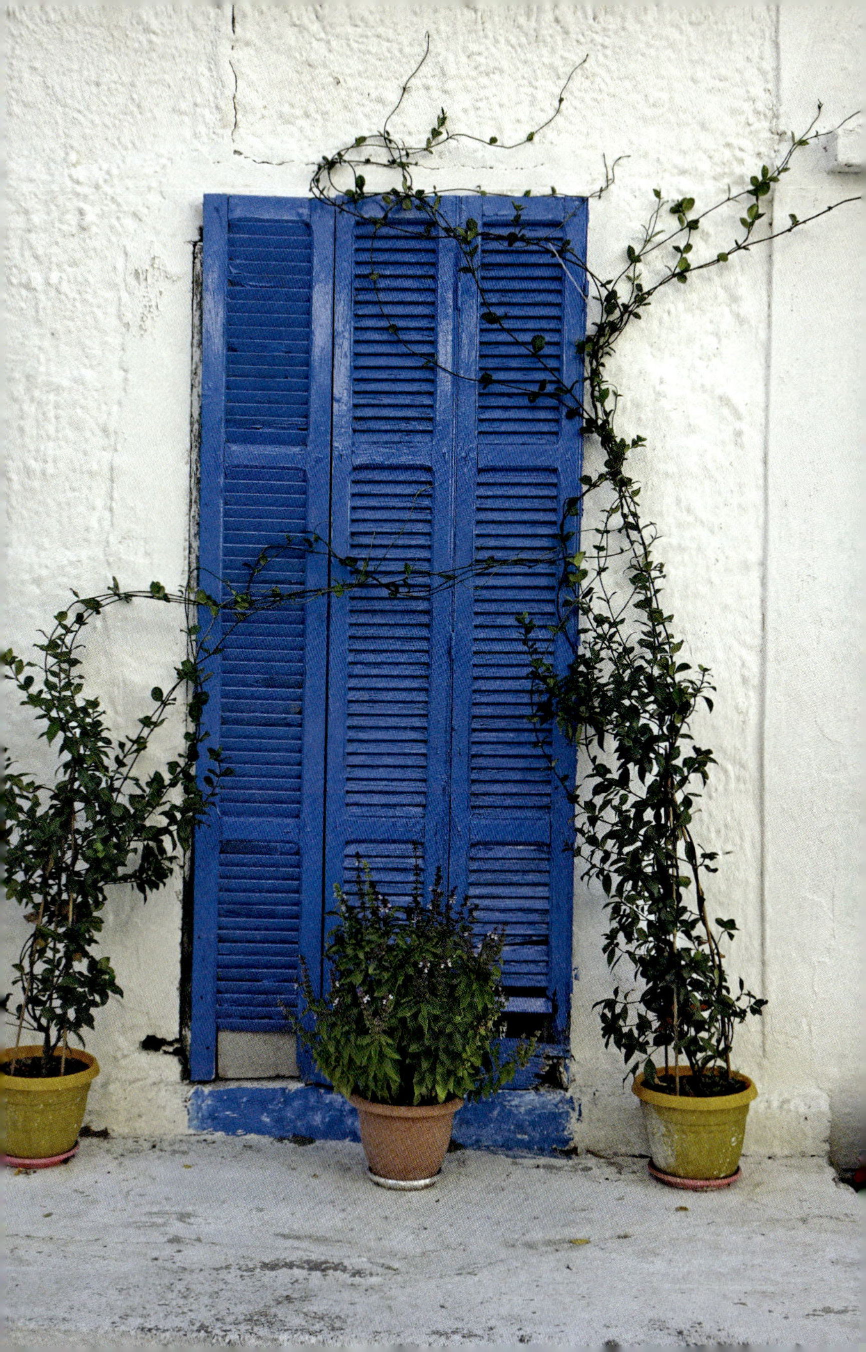

Musikhören

Die amerikanische Musikforscherin Pozzi Escot konnte aufgrund von vergleichenden Musikstudien feststellen, dass Hildegards Musik wie bei Mozart oder Chopin ein geometrischer Plan zugrunde liegt, der den Regeln des Goldenen Schnitts entspricht. Diese unsichtbare **Symmetrie** in der Musik wird z. B. im Bauplan der großen gotischen Kathedralen und in Kirchenfenstern sichtbar. Wir finden diese Symmetrien auch in Mandalas und der Anordnung von Blütenblättern und diese Harmonie und Gesetzmäßigkeit bringen zuerst die Seele und über diese wiederum den Körper in seine Ordnung und dadurch in die Gesundheit.

Wer kein Instrument spielt und nicht singen kann oder mag, weil er sich nicht (mehr) traut, erfährt eine wohltuende Wirkung durch das **Hören von Musik**. Dabei ist die Art der Musik entscheidend für die Stimmung und somit auch für unsere Laune und unser Denken.
Der Naturwissenschaftler und Buddhist Ken Wilber schreibt in seinem Buch „Im Auge des Hurrikans bist du sicher", wie das Hören von Musik auf unsere Chakren wirkt. So wirkt Rockmusik beispielsweise auf unser zweites und drittes Chakra, die dem Thema Macht und Sexualität zugeordnet sind. Chopin und Mahler wirken auf unser viertes Chakra und stärken die Herzenergie und somit unsere Emotionen. Haydn, Bach, Mozart und Beethovens späte Werke stärken das fünfte und sechste Chakra, wodurch sich die Aufmerksamkeit bzw. die Energie im oberen Bauchraum, im Herzen und im Kopf zentriert.

Singen

Das Wort „**singen**" bedeutet in südlichen Sprachen auch verzaubern und beschwören. Hildegard von Bingen war der Meinung, dass Singen **die Seele stimmt und beglückt**.

Den besten Beweis, dass Singen glücklich macht, liefern Kinder, die zum Singen angeleitet werden und dies auch lautstark praktizieren dürfen.
Auf körperlicher Ebene strömt der Atem beim Singen tiefer und stärker. Die Stimmbänder schwingen anders als beim Reden und im Gehirn laufen komplexe Prozesse ab. Unter anderem erhöht sich durch das tiefe Einatmen die Konzentration von Sauerstoff und von Glückshormonen. Bei länger andauerndem Singen erhöht sich zusätzlich die Konzentration des Abwehrstoffes Immunglobulin A.
Bei regelmäßigem Singen bilden sich sogar neue Vernetzungen der Synapsen im Hirn. Singen macht also nicht nur beschwingter, friedfertiger und glücklicher, sondern auch klüger und gesünder. Regelmäßiges Singen wirkt auf Seele und Geist und zeigt sich in einer erhöhten Konzentrationsfähigkeit, Stressresistenz und Zufriedenheit.

Tanzen

„Mensch, lerne tanzen, sonst wissen die Engel nichts mit dir anzufangen." Dieser Aufforderung von Augustinus um 400 n. Chr. ist Hildegard von Bingen gerne nachgekommen und erntete dadurch nicht nur Lob, sondern zog sich Kritik und Neid anderer Klöster zu. Sie war überzeugt, dass es zur Freude Gottes und zur Ehre der Schöpfung wichtig ist, über den Leib die Freude auszudrücken.
Tanzen ist eine Art sich zu bewegen, sich zu zeigen und sein Innerstes nach außen sichtbar zu machen. Wir kennen den Begriff „**Ausdruckstanz**" und er ist wichtig, wenn die Worte fehlen oder zu kurz greifen. Tanzen hilft Spannung abzubauen, stärkt die Muskulatur und fördert die Durchblutung, es steigert die Gedächtnisleistung, die Hormonproduktion und stärkt auch das Immunsystem.

Tanzen bringt aber nicht nur körperliche Vorteile, sondern hat vor allem eine wichtige **soziale Komponente** und diese ist gerade in Krisenzeiten besonders wichtig. In allen Kulturen traf man sich zum Tanz, um Feste zu feiern und die Gemeinsamkeit zu leben. Früher war der „Tanzboden" der Ort, wo man sich kennen lernen und spielerisch ausprobieren konnte, wer am besten „zu einem passt". Seit einigen Jahren erfreut sich das Tanzen wieder großer Beliebtheit und ist vielleicht der Beweis dafür, dass wir lieber mit einem Menschen in Resonanz gehen, als uns von „Profilbildern" blenden zu lassen.

Gebet und Meditation praktizieren

> *„Der Mensch kann Gott mit den äußeren Augen nicht sehen, sondern er berührt ihn innerlich mit dem Glauben in der Seele."* (LDO 346)

Zu einem ganzheitlichen Leben gehören auch das Gebet oder die Meditation. Ein Gebet stärkt auf ganz besondere Weise und wirkt auf unsere Seele. Es kann im herkömmlichen Sinn gehalten werden durch das Rezitieren von bekannten Texten, es kann aber auch als freies Gespräch mit Gott oder als Zwiesprache mit sich selbst gestaltet werden.

Auch bei der Meditation gibt es verschiedene Möglichkeiten und es liegt bei jedem/r Einzelnen, die passende Art zu finden. Bei der Meditation wird nicht nachgedacht, sondern man lässt Gedanken, die kommen, wertfrei wieder ziehen. Das Zulassen von Gedanken wirkt reinigend und zeigt auf, woran das Unbewusste arbeitet.

Gebet und Meditation wirken und die „**Ausstrahlung**" von Betenden und Meditierenden lässt sich messen. Menschen, die das regelmäßig praktizieren, haben **weniger Angst**, sie sind **zuversichtlicher** und zudem **seltener krank**.

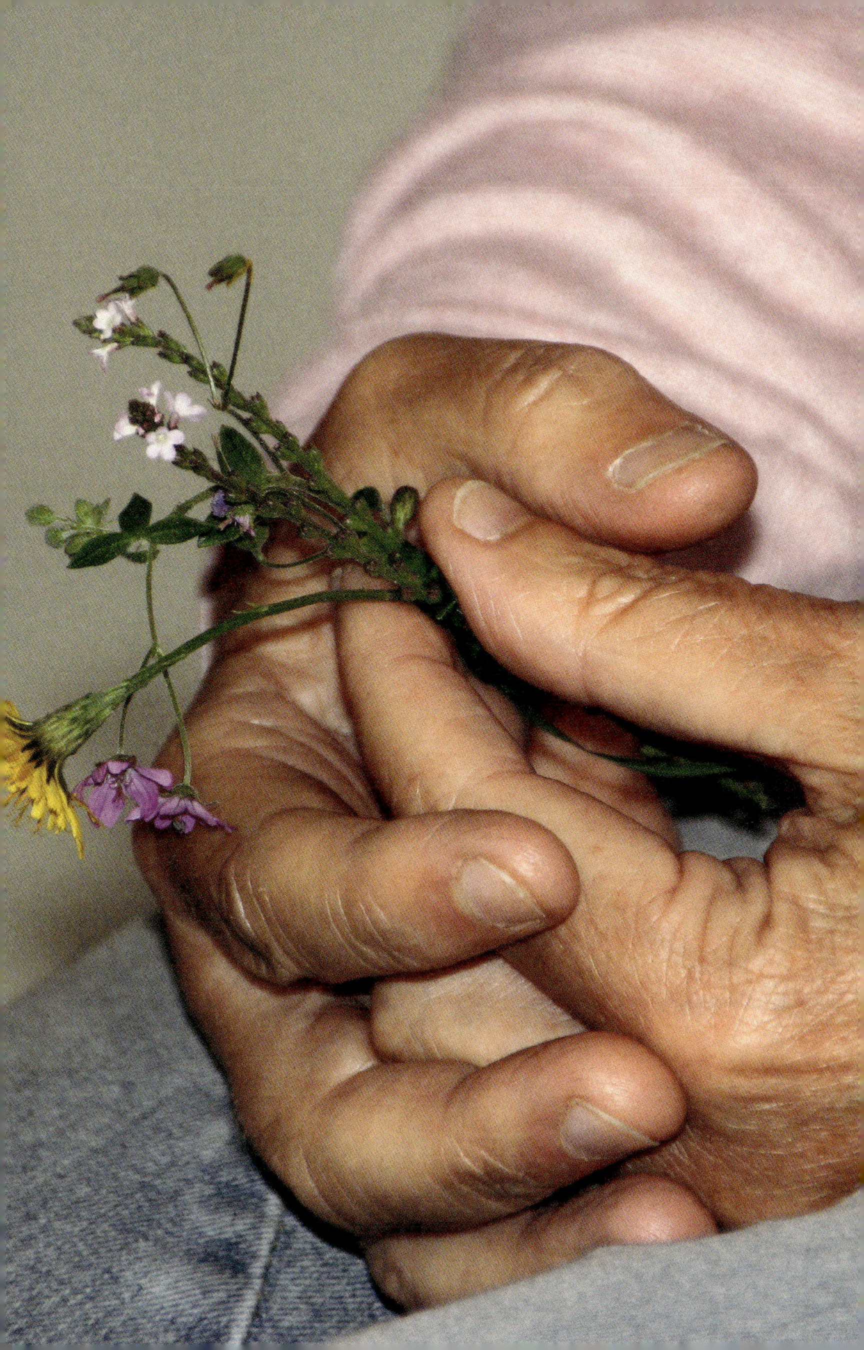

Talente als Kraftquellen entdecken

„Alle Künste, die dem Nutzen der Menschen dienen, sind vom gleichen Geist ersonnen, den Gott in den Leib des Menschen gesandt hat.“ (LDO 133)

Es ist wichtig, sich die Frage **„Was erfüllt, begeistert und beglückt mich?“** ganz bewusst zu stellen und natürlich auch zu beantworten. Weiß ich um meine Kraftquellen und Talente und „erlaube“ ich mir, diese Quellen sprudeln zu lassen, sie regelmäßig aufzusuchen und sie am Leben zu erhalten – und dadurch einen wichtigen Teil von mir? Oder erfülle ich täglich meine Pflichten und komme nicht dazu, meine **Talente** und **Fähigkeiten** zu leben?
Wenn wir eine Abwehr gegen diese Frage spüren, sind wir auf der richtigen Fährte. Auch Tränen der Enttäuschung und des Versäumens der eigenen Möglichkeiten können fließen. Wenn wir dies zulassen, sprudeln Ideen hervor, die sich leicht umsetzen lassen, und wir gelangen zur Erkenntnis, dass es **nie zu spät** ist **für „Be-Geisterung“ und Lebensfreude**. Freude und Elan produzieren Glückshormone und diese wirken auf unser **Wohlbefinden** und **verdrängen Angst und Sorgen**.

Sinn erfahren und erkennen

„Es erfreut die Seele, mit dem Leib zusammenzuwirken, und wenn der Mensch gemäß dem Wunsch der Seele wirkt, werden alle seine Werke gut.“ (LDO 166)

Alles, was uns begeistert, gibt uns **Kraft** und **Energie**. Wenn etwas unsere Aufmerksamkeit fesselt und wir die Zeit vergessen, ist dies ein Zeichen, dass uns diese Tätigkeit erfüllt.
Die Frage, ob etwas Sinn macht, stellt sich dann nicht,

und zudem kann diese Frage jede/r nur für sich beantworten. Wenn einem warm ums Herz wird, wenn wir Freude spüren, eine Ahnung von unserer inneren Tiefe fühlen und wenn wir zufrieden lächeln, macht es Sinn.
Wenn mich Fischen in die Ruhe bringt und ich das Gefühl von Zufriedenheit spüre, macht es Sinn. Wenn Motorradfahren und die Geschwindigkeit mein Glücksgefühl heben, macht es Sinn (solange ich niemanden, mich eingeschlossen, in Gefahr bringe). Wenn die Gemeinschaft von Menschen „trägt" und ich mich dort aufgehoben fühle, erfahre ich Sinn. Wenn mich meine Arbeit erfüllt, macht es Sinn und **wer Sinn erkennt oder sich auf Sinnsuche begibt, nimmt das Geschenk des Lebens ernst**.

Fragen zur persönlichen Talente- und Sinnsuche könnten sein:

- Wie geht es mir heute und was wäre gerade jetzt mein Bedürfnis?
- Was täte mir gut und wie kann ich es verwirklichen? Genau jetzt!

- Was hat mich früher begeistert und wofür habe ich gebrannt?
- Wonach habe ich mich gesehnt und seit wann ist es mir abhandengekommen?
- Wie kann ich es wiederbeleben? Genau jetzt!

- Was waren meine Talente und was konnte ich richtig gut?
- Was davon mache ich noch immer und was ist mir abhandengekommen und warum?
- Was davon könnte ich wieder aktivieren? Genau jetzt!

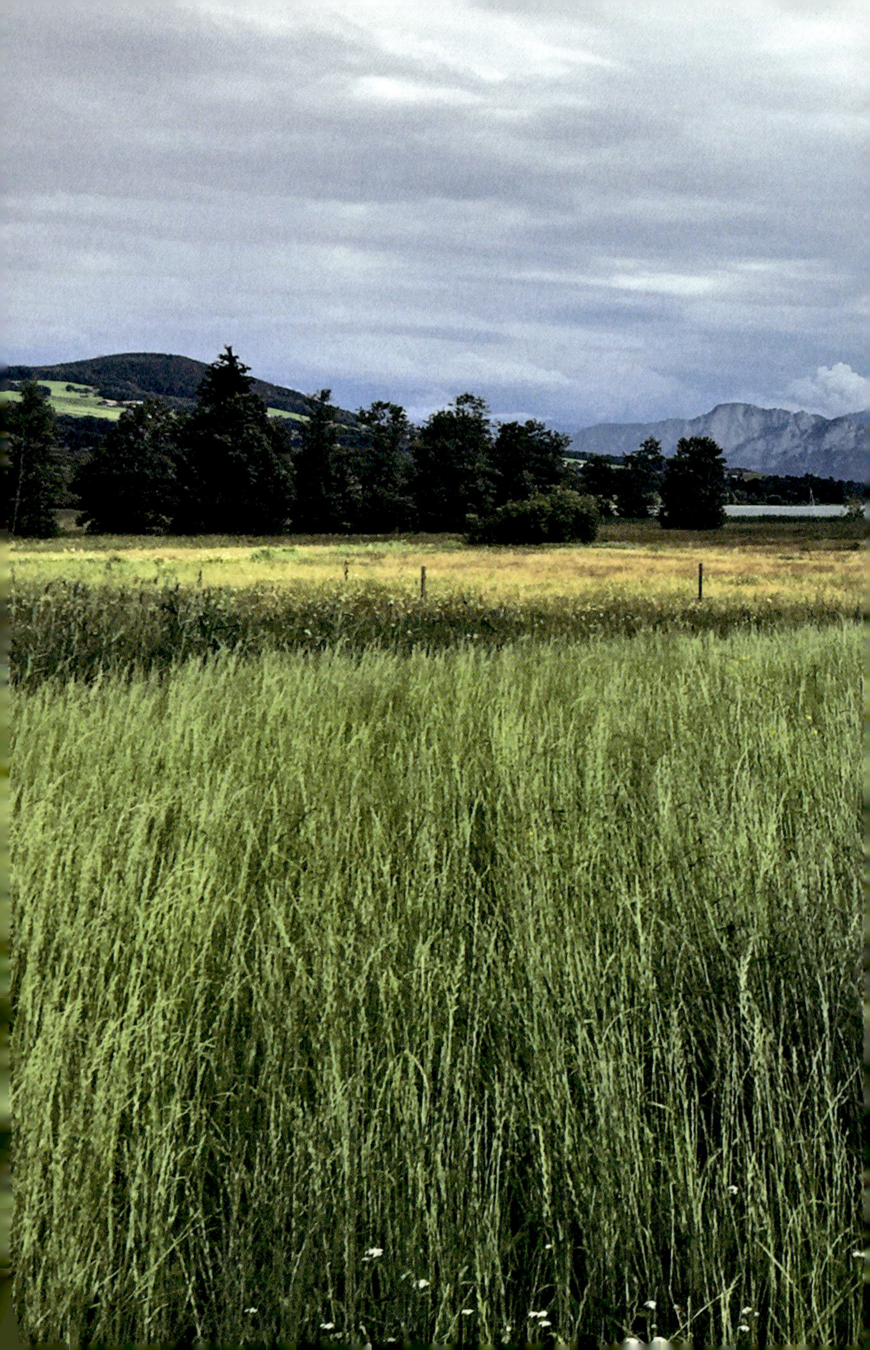

Stärkungsmittel –
in guten wie in schlechten Zeiten

3 Grundnahrungsmittel und Gewürze

> *„Gesunden und plötzlich Erkrankten muss man mit Kräutern helfen, die im Orient wachsen. Wer an Depressionen leidet und Schmerzen in der Seite hat, denen muss man mit Kräutern zu helfen versuchen, die im Westen wachsen. Wer an einer Lähmung, an heftigem ... Fieber oder an einer Magenkrankheit leidet, denen muss man mit Kräutern zu helfen versuchen, die im Süden wachsen, und Geisteskranken sowie Leberkranken muss man mit Kräutern zu helfen versuchen, die im Norden wachsen."* (CC 290)

Jeder Mensch verfügt über seine **eigenen Abwehrkräfte**. Diese können durch falsche Lebensführung, Stress, Kummer, Sorgen oder Existenzängste geschwächt werden. Deshalb ist es sinnvoll und wichtig, **in „guten Zeiten" vorzusorgen** und das **Immunsystem zu stärken**, damit es nicht bereits am Limit ist, wenn Krankheitserreger auftauchen.

Wenn wir gewisse Gewürze und Lebensmittel **täglich** einsetzen, sorgen wir ganz selbstverständlich und nebenbei für unsere Gesundheit und wir bemerken ein körperliches Wohlgefühl und seelisches Gleichgewicht.

Als **Nahrungs- und gleichzeitig Kräftigungsmittel im Alltag** und für jeden Menschentyp geeignet, seien Ihnen drei Nahrungsmittel und einige Hildegardgewürze ans Herz gelegt.

DINKEL

„Der Dinkel ist das beste Getreide, er ist warm und fett und kräftig und er ist milder als andere Getreidearten; er bereitet dem, der ihn isst, rechtes Fleisch und rechtes Blut, und er macht frohen Sinn und Freude im Gemüt des Menschen." (Ph 45)

Der Dinkel ist *das* **Urgetreide**, das bereits 2500 v. Chr. in Europa heimisch war und den Hauptteil des Getreideanbaus ausmachte. Leider gibt es mittlerweile gekreuzte Dinkelsorten, was nicht nur unehrlich, sondern vor allem für Allergiker problematisch ist. Deshalb ist es wichtig, sich genau zu erkundigen und auf echten Dinkel zu achten, denn nur er enthält all die Vitalstoffe, die unten aufgelistet sind, und wird deshalb zum Heilmittel. Gekreuzte Sorten haben diese Wirkung nur zu einem geringen Teil.
Reine Dinkelsorten sind: **Oberkulmer Rotkorn**, **Tiroler Rotkorn**, **Ebners Rotkorn**, **Bauländer Spelz**, **Schwabenkorn**, **Frankenkorn** und **Ostro**.
Das Korn ist eingebettet in einen **Doppelspelz**, somit doppelt geschützt, und ist daher von äußeren Umwelteinflüssen nicht so betroffen wie z. B. Weizen, Roggen oder andere Pflanzen.

Dinkel wird zu Recht als „**Powergetreide**" bezeichnet, denn er hat nachgewiesenermaßen **immunstimulierende**, **entzündungshemmende und antibiotische Wirkung** aufgrund seines Gehalts an **Thiocyanat**. Dadurch wird die **Zelltätigkeit** im Körper angeregt und das Immunsystem gestärkt.

Der Dinkel hat einen hohen Anteil an **Proteinen**, **ungesättigten Fettsäuren**, **Vitaminen**, **Aminosäuren**, **Mineralien und Spurenelementen**, wertvollen **komplexen Kohlehydraten** und kein Cholesterin.

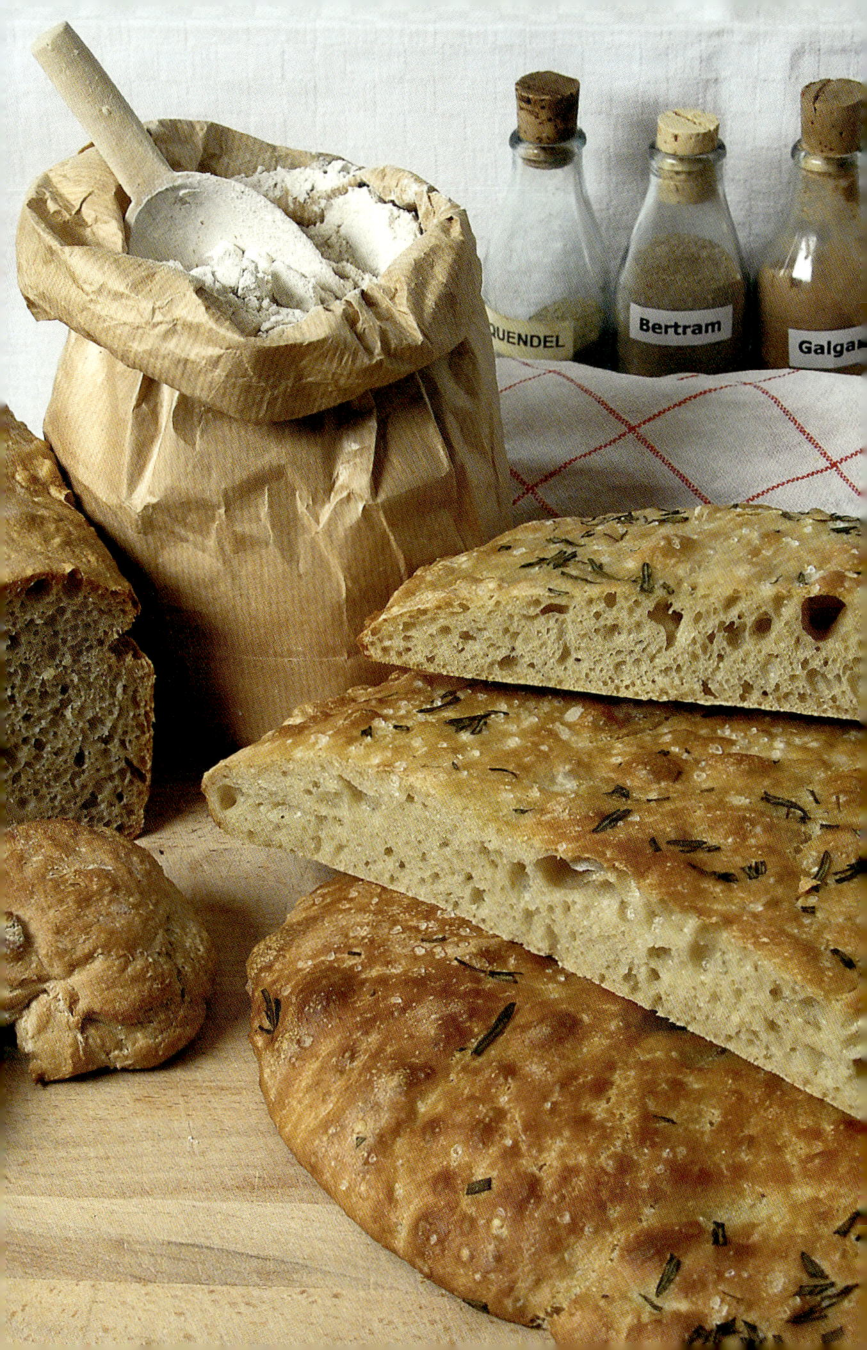
QUENDEL
Bertram

Dinkel enthält **Kalium**, **Kalzium**, **Natrium**, **Eisen**, **Magnesium**, **Zink**, **Phosphor**, **Kieselsäure**, **Kupfer**, **Vitamin B1 und B2 und B6 und Vitamin E**. Zudem enthält Dinkel **unverdauliche Pflanzenfaserstoffe**, die ein Sättigungsgefühl erzeugen und so positiv auf den Stoffwechsel wirken. Dies wiederum führt zu einer gesunden Gewichtsreduktion. Dinkel hält den **Blutzuckerspiegel** lange konstant und ist deshalb für Diabetiker wichtig. Zudem wirken **Phytoöstrogene** immunmodulierend und senken den **Cholesterinspiegel**, das enthaltene **Thryptophan** wird zur Bildung des Stimmungshormons **Serotonin** benötigt und „macht ein frohes Gemüt".

Dinkel findet Anwendung als ganzes Korn, Dinkelreis (poliertes Korn), Schrot, Grütze, Vollmehl, Feinmehl, Grieß und Flocken. Mittlerweile sind zahlreiche Dinkelprodukte wie Nudeln, Backerbsen oder auch Dinkelpops am Markt erhältlich. Achten Sie bitte auf Urdinkelsorten!

Dinkelbrottrunk

Dieses Getränk hilft in stressigen Zeiten und wenn die Energie sinkt. Es wirkt basisch, trägt zur Darmsanierung und Entgiftung bei, gibt Kraft und Energie und ist der alternative Energy Drink für Sportler. Kranke und geschwächte Menschen, die nicht mehr essen mögen, kommen mit diesem Trunk wieder zu Kräften.

Herstellung:

Einen Liter Wasser (am besten Bergkristallwasser) und 100 g altes Dinkel-Vollkornbrot 10 Minuten kochen, absieben und oft davon trinken. Den Dinkelbrottrunk immer frisch zubereiten, denn er wird schnell sauer.

MARONI

> *„Der Kastanienbaum ist sehr warm, hat große Kraft und bezeichnet die Weisheit. Und was in ihm ist und auch seine Frucht ist sehr nützlich gegen jede Schwäche, die im Menschen ist."* (Ph 248)

Maroni sind ein hochwertiges Lebensmittel und gleichzeitig ein Heilmittel, das man bewusst oft in der Küche einsetzen sollte, um die **Abwehrkräfte** zu unterstützen. Diese wunderbaren Früchte enthalten hochwertiges pflanzliches **Eiweiß** und wertvolle **Fettsäuren**. Zudem spenden sie uns wichtige **Mineralstoffe** und **Spurenelemente** wie **Kalium**, **Kalzium**, **Eisen**, **Magnesium**, **Kupfer** und **Mangan**, sowie **Vitamin E**, **C** und mehrere **B-Vitamine**, die für unser Nervenkostüm wichtig sind. Weiters enthalten Maroni **sekundäre Pflanzenstoffe** wie **Tannine**, die **virushemmend** und **antibakteriell** wirken.

Die Maroni wurde auch „Mehl der Armen" genannt, denn ein Baum war in der Lage, eine sechsköpfige Familie gesund und bei Kräften zu halten.
Maroni erhalten Sie mittlerweile auch vorgekocht, als Tiefkühlprodukt oder vakuumverpackt. Sie können Maroni aber auch auf Vorrat braten, schälen und einfrieren und bei Bedarf weiterverarbeiten.
Das Maronimehl immer luftdicht verpackt im Gemüsefach des Kühlschranks aufbewahren.

Rohe Maroni

„… und wer im Herzen Schmerzen hat …, der esse oft diese rohen Kerne, und dies gießt seinem Herzen einen Saft wie Schmalz ein, und er wird an Stärke zunehmen und seinen Frohsinn wieder finden. Denn die gute Wirkung der Edelkastanie beseitigt den Defekt des Herzens und macht dem Menschen das Herz kräftig." (Ph 248)

Wer von seiner Konstitution her seine **Schwachstelle am Herzen** hat, kann es mit rohen Maroni kräftigen. Es empfiehlt sich, täglich ca. 6 rohe Kerne zu essen.
Außerhalb der Maroni-Saison können getrocknete Kerne über Nacht in Wasser eingeweicht und dann roh gegessen werden.

Gebratene Maroni

„Wer unter Schmerzen in der Milz leidet, brate diese Kerne etwas am Feuer, und dann esse er sie oft etwas warm und die Milz wird warm und strebt nach völliger Gesundheit." (Ph 248)

Die **Milz** ist bei uns im Gegensatz zur TEM und TCM ein zu Unrecht unterschätztes Organ. Sie ist wesentlich an unserer **Blutbildung** beteiligt und somit auch für unsere **Abwehr** zuständig. Wenn wir also unsere Milz stärken, stärken wir gleichzeitig unser **Immunsystem**.

Am besten täglich ca. 6 geröstete Maroni essen. Weil es nicht sinnvoll ist, jeden Tag nur 6 Stück zu rösten, empfiehlt es sich, die Ration für 3–4 Tage zu rösten und zu schälen. Die jeweilige Tagesportion nochmals kurz im Rohr oder auf dem Herd anwärmen, wenn z. B. Brot gebacken wird oder die Herdplatte ausgeschaltet wird, aber noch warm ist.

Maronihonig

„... wer an der Leber Schmerzen hat, zerquetsche oft diese Kerne und lege sie so in Honig und esse sie oft mit diesem Honig, und seine Leber wird gesund werden." (Ph 248)

Die **Leber** ist unser **Entgiftungsorgan**, zuständig für einen funktionierenden Stoffwechsel, und sie leistet gerade in hektischen und sorgenvollen Zeiten Enormes. Der Maronihonig stärkt die Leber und schlechte Leberwerte sind innerhalb kürzester Zeit wieder im gesunden Bereich.

Herstellung:

500 g Bienenhonig bei mittlerer Temperatur erwärmen und mit 120 g Maronimehl gut verrühren.

Anwendung:

Bei Bedarf über einen längeren Zeitraum (bis zu acht Wochen) am besten morgens nüchtern 1 Kaffeelöffel Maronihonig einnehmen oder als Brotaufstrich verwenden. Auch abends „darf" man als Betthupferl einen Kaffeelöffel einnehmen. Achten Sie darauf, wie sich Ihr Schlaf verbessert und dadurch Ihre Abwehrkräfte gestärkt werden. Nach vier Wochen Pause können Sie wieder mit der Einnahme des Maronihonigs beginnen.

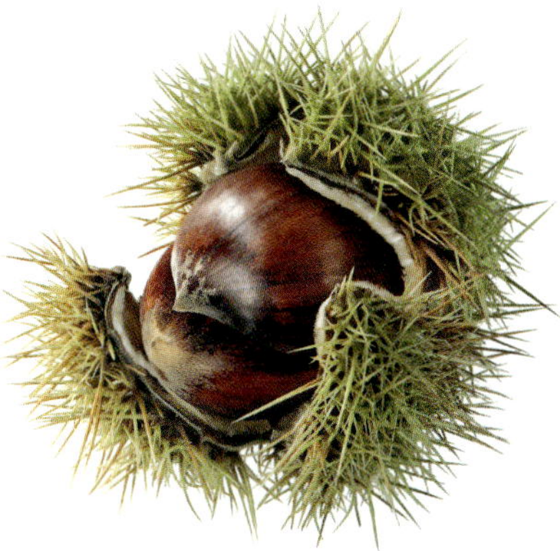

FENCHEL

> *„Der Fenchel hat angenehme Wärme und ist weder von trockener noch von kalter Natur. Und wie immer er gegessen wird, macht er den Menschen fröhlich und vermittelt ihm angenehme Wärme und guten Schweiß und macht eine gute Verdauung."* (Ph 94)

Fenchel ist eines der wenigen Lebensmittel, die in der Hildegardküche roh gegessen werden können. Er gilt als ein **Universalmittel** – egal, ob als Gemüse, Tee oder Pulver, als Fencheltablette oder in Form von ganzen Körnern – und ist bei **Magen- und Darmbeschwerden** das Mittel der Wahl.
Er wird in Gewürzmischungen als wichtige Ergänzung beigeben (z. B. Fenchelmischpulver) und sollte **täglich** in irgendeiner Form verwendet werden. Der so genannte süße Fenchel hat eine frische, grünliche Farbe und schmeckt sehr angenehm im Gegensatz zu seinem grau-braunen Kollegen.

Fencheltee wirkt basisch und hilft somit bei Übersäuerung.
Am besten täglich trinken.
Das **Kauen von Fenchelkörnern** hilft bei Sodbrennen und gegen Mundgeruch.
Fenchel oft als Gemüsebeilage, als rohen oder gekochten Salat oder als Hauptgericht servieren.

In den Büchern „Hildegard von Bingen – Einfach kochen" und „Hildegard von Bingen – Einfach kochen 2" von Pregenzer/Schmidle finden Sie jeweils mehrere Rezepte für Fenchelgerichte.

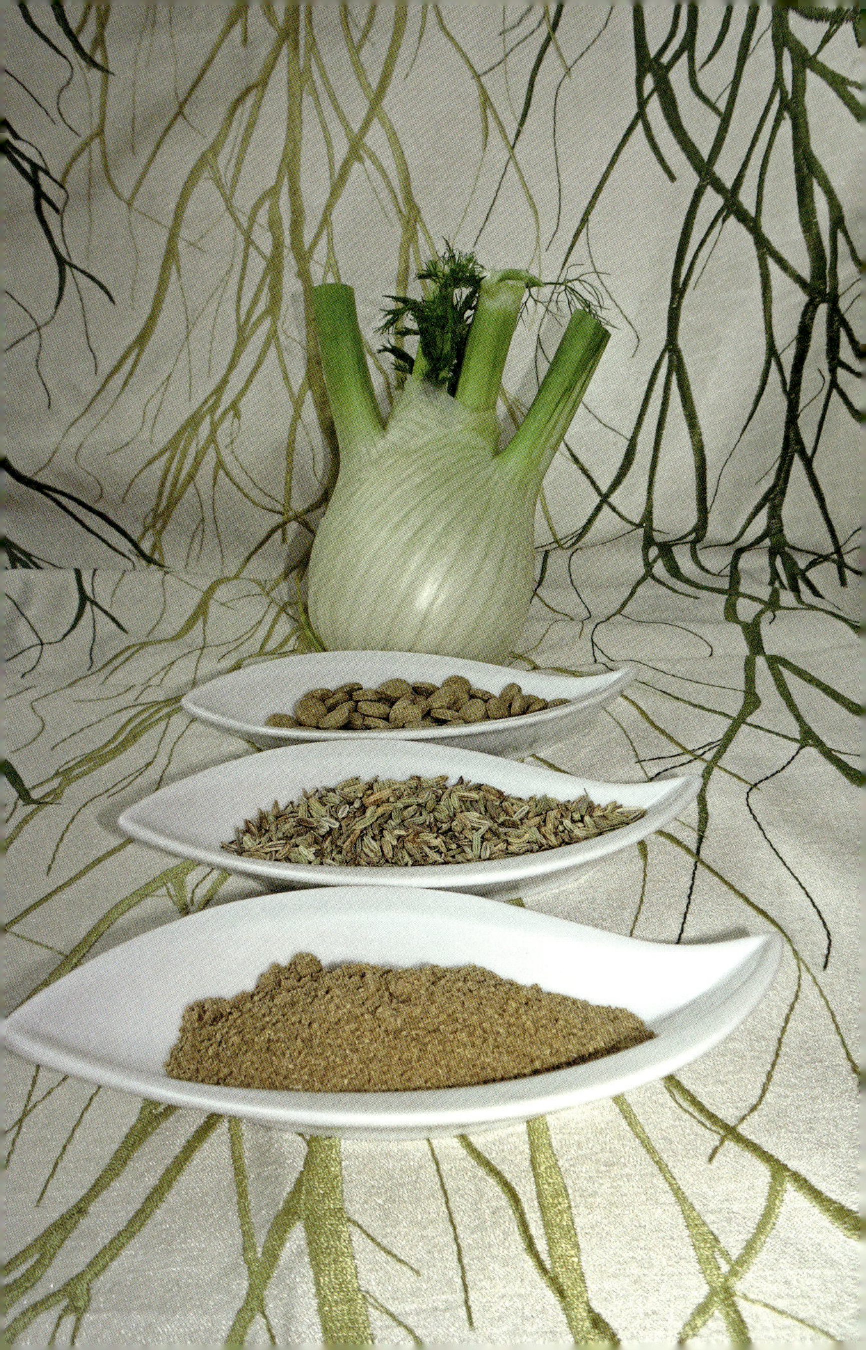

GEWÜRZE

„Gesunden und plötzlich Erkrankten muss man mit Kräutern helfen, die im Orient wachsen." (CC 290)

Da die Heilwirkung von Gewürzen oft unterschätzt wird, kommen sie zu selten und auch in zu kleinen Mengen zum Einsatz. Gewürze und Kräuter sorgen nicht nur für die geschmackliche Note bei Gerichten, sondern auch dafür, dass Lebensmittel leichter bekömmlich und **besser verdaulich** sind. Sie bringen zudem den Geschmack und die „Heilwirkung" des Gerichts besser zum Vorschein.

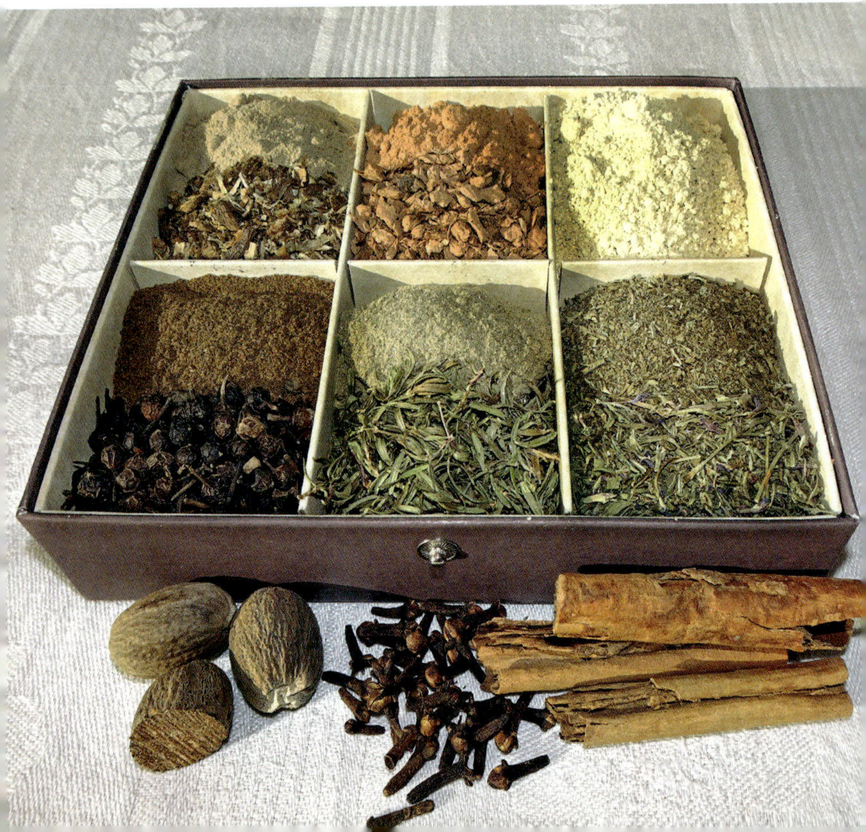

Die speziellen Gewürze Galgant, Bertram, Quendel, Ysop, Kubeben und Griechenklee sind im europäischen Raum fast nur in der Hildegardküche bekannt und noch immer unterschätzt. Der regelmäßige, tägliche Einsatz bewirkt eine gesundheitliche Stärkung und eine Verbesserung unserer Grundstimmung, denn Hildegard von Bingen bezeichnete manche von ihnen als „**Frohmacher**".
So meinte eine Seminarteilnehmerin: „**Mit den Gewürzen kommt Hildegard durch die Hintertür in die Küche und somit in die Familie.**"
Verwenden Sie **täglich** zumindest die Gewürze **Galgant**, **Bertram** und **Zimt** (siehe Seite 143) in Ihrer Küche und vertrauen Sie auf deren Wirkung. Machen Sie eine Mischung mit diesen drei Gewürzen nach Ihrem Geschmack und streuen Sie diese übers Müsli oder kochen Sie diese mit den Speisen mit. Es passt geschmacklich fast überall.

Bertram stärkt die Abwehrkräfte und sorgt für gesundes Blut.

Galgant unterstützt u. a. die Verdauung und hilft bei Kreislaufproblemen und Kraftlosigkeit.

Griechenklee sorgt für den „rechten" Appetit.

Kubeben helfen bei Stress und sorgen für einen hormonellen Ausgleich.

Quendel stärkt das Gedächtnis und sorgt für schöne Haut.

Ysop ist ein Frohmacher, unterstützt die Leber und den Humor.

Zimt wärmt, fördert die Durchblutung und hilft bei Traurigkeit.

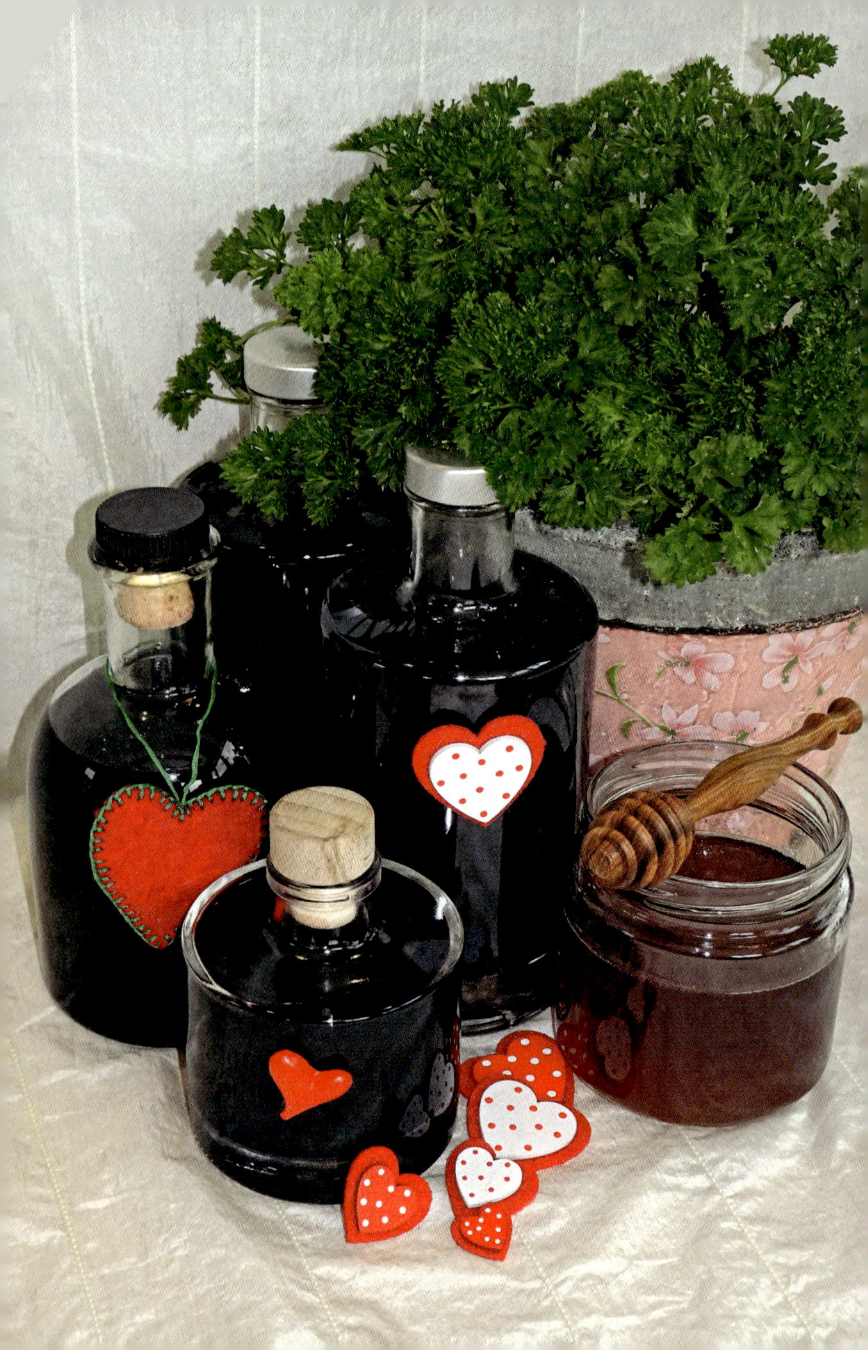

6 Kuren als Vorsorge

Jeder Mensch hat seine Schwachstelle, auf die es besonders zu achten gilt. Wir **stärken diese Schwachstelle** und **achten auf ein gesundes Milieu** (siehe Seite 17f.), indem wir rechtzeitig und regelmäßig eine **Stärkungskur** machen. Wenn meine Schwachstelle der Magen ist, mache ich vom Mai bis Oktober eine Wermutkur, bei Darmproblemen ist die Birnbreikur das Mittel der Wahl usw.

Hildegardkuren helfen ganz wesentlich mit, wieder ins körperlich-seelische Gleichgewicht zu gelangen, weil die Mittel nicht nur auf körperlicher Ebene wirken, sondern durch die **Subtilität** (siehe Seite 49) auch im **feinstofflichen Bereich** und somit auf die **Seele**.
Bei einer Hildegardkur werden über einen längeren Zeitraum hinweg bestimmte Hildegardheilmittel genau nach Anleitung eingenommen. Sie tragen dazu bei, die Gesundheit zu erhalten bzw. wiederzuerlangen.

Kuren dauern in der Regel mindestens drei Wochen bis maximal drei Monate (eine Ausnahme ist die Maikur) und dürfen nicht unterbrochen werden. Sobald die Einnahme unangenehm wird oder einige Tage vergessen wurde, sollte man die Kur beenden. Die verwendeten **Elixiere** kann man selbst herstellen, aber es gibt sie auch fertig in Apotheken und im Fachhandel zu kaufen.

Weil viel nicht immer gut und mehr nicht immer besser ist, nehmen wir immer „einen Schluck". So hat es Hildegard von Bingen beschrieben und so ist es die beste, individuelle Dosis. Ein Mann schluckt andere Mengen als eine Frau und ein Mensch mit 90 Kilo braucht eine andere Dosis als ein Mensch mit 50 Kilo.

Im Folgenden werden sechs Kuren vorgestellt und zwar in alphabetischer Reihenfolge – die Wichtigkeit ergibt sich durch die persönliche Schwachstelle. Die ausgewählten Kuren sind auf das Thema **Immunstärkung** und **Erkältungen** abgestimmt. Für andere Problemstellungen gibt es in der Hildgardheilkunde zahlreiche weitere Kuren und Möglichkeiten.

Birnbrei = Bärwurzbirnhonig

> *„Das ist die köstlichste Latwerge und wertvoller als Gold und nützlicher als das reinste Gold, weil es die Migräne vertreibt ... und alle Fehlsäfte im Menschen vertilgt und den Menschen so reinigt, wie man einen Topf vom Schimmel reinigt."* (Ph 236)

Der Birnbrei ist ein kraftvolles und gleichzeitig sanftes **Entgiftungs- und Entschlackungsmittel**, er hilft bei **Atembeschwerden**, **Asthma** und **Migräne** und ist ganz wichtig zur **Darmsanierung**. Ein gesunder Darm ist die Grundlage für ein **gesundes Immunsystem**.
Wir verwenden den Birnbrei auch als **Ausleitungsmittel beim Fasten**.
Es ist sinnvoll, diese Kur bei Migräne und bei der **Darmsanierung drei Monate** lang zu machen.

Zusammensetzung des Birnbreimischpulvers:

35 g Bärwurzpulver, 28 g Galgantpulver,
22 g Süßholzpulver, 15 g Bohnenkrautpulver

Herstellung:

1 kg reife Birnen	vierteln, Kerngehäuse entfernen und mit viel Wasser weich kochen. Wasser abgießen, Birnen pürieren.
35 g Gewürzmischpulver	mit
150 g Bienenhonig	aufwärmen und gut mischen, Birnenpüree beifügen und nochmals aufkochen lassen.

In kleine Gläser abfüllen und unbedingt im Kühlschrank aufbewahren! Die jeweilige Tagesportion bei Raumtemperatur stehen lassen.

Im **Originalrezept** der großen Hildegardapotheke von Dr. Gottfried Hertzka steht 35 Gramm Gewürzmischpulver auf 1 Kilo Birnen. Alles andere ist willkürlich und „neu erfunden" und schmeckt zu intensiv.

Anwendung als Kur:

morgens nüchtern 1 Kaffeelöffel
nach dem Mittagessen 2 Esslöffel
vor dem Schlafengehen 3 Esslöffel

Anwendung beim Fasten:

morgens nüchtern (vor dem Zähneputzen) 1 Kaffeelöffel bis 1 Esslöffel
vor dem Schlafengehen (nach dem Zähneputzen) 1 Esslöffel

Fenchelmischpulver = Sivesanpulver

„Dieses Pulver erhält einen Menschen, der gesund ist, bei Gesundheit, einen Kranken macht es widerstandsfähig, es gibt eine gute Verdauung und Kraft und eine schöne Gesichtsfarbe." (Ph 94)

Das Fenchelmischpulver ist auch als Sivesanpulver bekannt und wirkt stark und zuverlässig. Es gehört zu den wichtigsten **Universalheilmitteln** der Hildegardlehre und stärkt **Herz** und **Kreislauf**, bewirkt eine gute **Durchblutung** und **entsäuert**. Saures Milieu ist ein guter Nährboden für Viren, umso wichtiger ist es, bewusst Basen zuzuführen. Dies ist durch die richtige Ernährung möglich und wird unterstützt durch längere Phasen, in denen das Fenchelmischpulver eingenommen wird.
Dr. Hertzka hat gemeint: ***„Wenn uns die Hildegardmedizin nichts anderes hätte geben können als dieses Universalmittel, dann wären wir schon reich beschenkt."***

Zusammensetzung des Sivesanpulvers:

16 g Fenchelsamenpulver, 8 g Galgantpulver,
4 g Diptampulver, 2 g Habichtskrautpulver

Anwendung:

Etwa eine Stunde nach dem Mittagessen 2 Messerspitzen Fenchelmischpulver in einem Gläschen gewärmten Wein (wenn möglich Herzwein) einnehmen.

Goldkur

„... dieses Gold liegt zwei Monate in seinem Magen und es reizt den Magen nicht ... wenn ein gesunder Mensch dies macht, dann wird es ihm die Gesundheit erhalten, und wenn er krank ist, wird er gesund sein." (Ph 522)

Nach Hildegard hält dieses **Universalheilmittel** den Gesunden gesund und den Kranken macht es gesund. Die Goldkur am besten jedes Jahr als **Gesundheitsvorsorge** machen.

Herstellung und Anwendung:

0,6 g Goldpulver	(im Fachhandel erhältlich) mit
einer Handvoll Dinkelweißmehl	vermischen und die Menge halbieren.
Eine Hälfte am ersten Tag mit	
Wasser	zu einem Teig verrühren und nüchtern essen.
Die zweite Hälfte am darauffolgenden Tag	
ebenfalls mit Wasser	zu einem Teig verrühren, in der Pfanne backen und nüchtern essen.

Hirschzungenelixier

> *„Die Hirschzunge ist warm und hilft der Leber und der Lunge und den schmerzenden Eingeweiden. Und nimmt die innere Fäulnis und den Schleim."* (Ph 64)

Das Hirschzungenelixier bewirkt eine grundlegende **Körperreinigung**, speziell von **Leber** und **Lunge** und von **Magen** und **Darm**. Es wird angewendet zur **Hormonregulation** und zur **Ausleitung toxischer Stoffe**. Es hilft bei **Husten** mit gleichzeitigen Oberbauchbeschwerden und bei **Bronchitis** sowie bei Stoffwechselschwäche der Leber.

Herstellung:

1 Liter Rotwein	und
6 g Hirschzungenfarnkraut	5 Min. kochen. Dann mit
3 Esslöffeln Honig	nochmals aufkochen und auskühlen lassen.
6 g Zimt	und
3 g langen Pfeffer	dazugeben, nochmals aufkochen und abfiltern.

Anwendung:

Erste Woche: nach jedem Essen 1 Schluck einnehmen.
Zweite bis sechste Woche: vor und nach dem Essen 1 Schluck einnehmen.

Petersilienhonigwein = Herzwein

„Wer im Herzen oder in der Milz oder in der Seite Schmerzen leidet, der koche ... diesen Wein, trinke ihn oft und es heilt ihn." (Ph 96)

Der Petersilienhonigwein stärkt das Herz und erfreut die Seele – er hilft bei **Herzproblemen**, bei **Kreislaufstörungen**, **Kopfschmerzen** und **Wetterfühligkeit**.
Das Versprechen, dass er „heilt", ist ein schönes Versprechen.

Herstellung:

1 Liter Rotwein	(Weißwein eignet sich besonders gut im Sommer),
8–10 Stängel Petersilie	und
2 Esslöffel Weinessig	zusammen aufkochen und mit geschlossenem Deckel 10 Min. köcheln lassen, nach Geschmack ½ Stunde ziehen lassen, dann
3 Esslöffel Honig	dazugeben, nochmals bei kleiner Hitze 5 Min. köcheln lassen und abseihen.

Anwendung:

Pro Tag 1–3 Schluck Wein trinken – bei akuten Problemen 5–6 Schlucke.

Wasserlinsenelixier

„Wen die Vichtkrankheit plagt, ... mache das oft, bis er geheilt ist."

(Ph 206)

Mit Vicht beschreibt Hildegard von Bingen die so genannten „**Vorkrebskrankheiten**" (Präkanzerose) wie kolikartige Bauchschmerzen, rheumatoide Beschwerden und Herzschmerzen, bei denen vom Arzt „nichts gefunden wird", die aber dennoch so empfunden werden, und nennt diese Symptome „Vicht".

Das Wasserlinsenelixier ist eine wunderbare **Gesundheitsvorsorge** und auch **-nachsorge**. Wir nehmen es bei **Drüsenproblemen**, bei **rheumatischen Beschwerden**, zur **Stärkung der Abwehr** und um den **Hormonhaushalt** auszugleichen.

Es hat sich bei **Wechseljahrbeschwerden** sehr bewährt und hilft auch hervorragend auf der **psychischen** Ebene. Die Psyche ist bei jeder Krankheit sehr belastet und gerade dann, wenn die Diagnostik kein Ergebnis bringt, machen wir uns Sorgen und diese belasten uns oft mehr als die eigentliche Krankheit. Das Elixier leitet Gifte aus und sollte nach **Chemotherapie**, nach einer **Narkose** und auch zur **Amalgamausleitung** unbedingt genommen werden.

Herstellung:

Das Wasserlinsenelixier ist schwierig selbst herzustellen. Es ist daher am sinnvollsten, es in einer Hildegardapotheke zu kaufen.

Anwendung:

3 Monate lang einen Schluck nüchtern am Morgen und einen Schluck abends vor dem Zu-Bett-Gehen trinken.

Wermutelixier = Maitrank/Maikur

„... das trinke vom Mai bis Oktober jeden dritten Tag nüchtern (vor dem Frühstück). Es beseitigt in dir die Nierenschwäche und die Melanche (Schwarzgalle) und klärt deine Augen und stärkt dein Herz und lässt nicht zu, dass deine Lunge krank wird. Es wärmt den Magen (und Darm) und reinigt die Eingeweide und bereitet eine gute Verdauung." (Ph 125f.)

Hildegard nennt den Wermut „den Meister gegen die Erschöpfung" und bei Dr. Hertzka zählt das Wermutelixier zu den wichtigsten Universalheilmitteln. Es **stärkt das Immunsystem**, reinigt zudem den **Magen**, stärkt die **Sehkraft**, sorgt für eine **gute Verdauung** und ist bei **Blasenentzündungen** und **Nierenproblemen** sehr hilfreich. Es stärkt also insgesamt unseren Körper und hilft uns, „**Kräfte für den nächsten Winter zu sammeln**".

Herstellung:

1 Liter Rot- oder Weißwein	mit
40 ml frischem Pflanzensaft	und
150 g Bienenhonig	aufkochen, abschäumen und in Flaschen füllen.

Pasteurisierter Frischpflanzensaft ist in der Apotheke erhältlich.

Anwendung:

Jeden dritten Tag morgens einen großen Schluck Wermutelixier nüchtern trinken.
Die Kur wird von Mai bis Ende Oktober gemacht.
Wer erst im Juni beginnt, kann sich auch auf die Wirkung verlassen.

Weitere Kuren und Heilmittel finden Sie im Buch „Hildegard von Bingen – Einfach gesund" von Pregenzer/Schmidle, Tyrolia-Verlag.

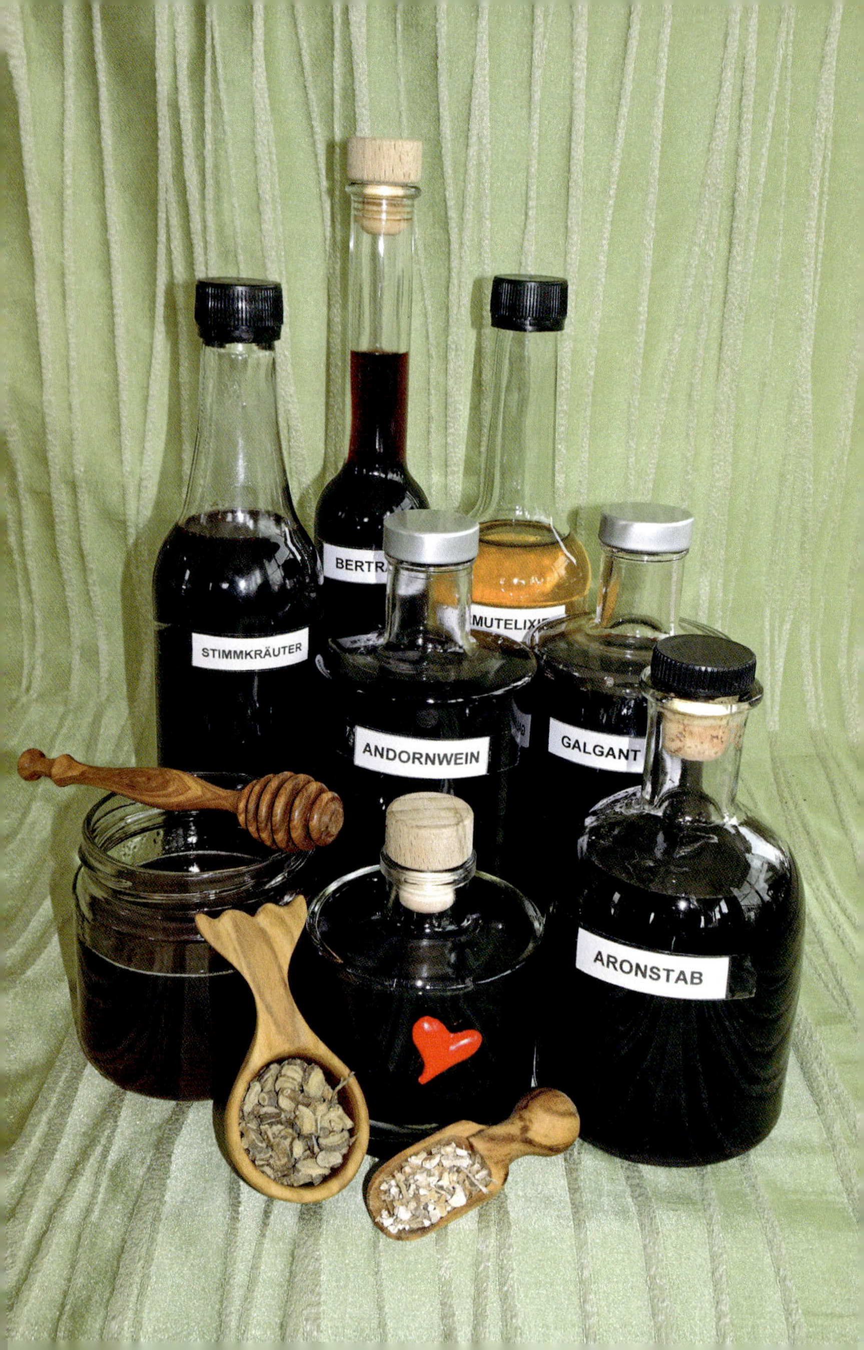
STIMMKRÄUTER
ANDORNWEIN
GALGANT
ARONSTAB

12 Mittel bei Infektionen und auch zur Vorbeugung

So banal es klingt, so selbstverständlich sollte es sein:

- **Ruhe und Schlaf** sind die wichtigsten Begleitmaßnahmen jeder Krankheit.
- **Fieber** ist die beste Reaktion und sollte nicht unterdrückt werden.
- **Wenig oder nichts essen** entlastet den Körper und lässt Energie frei zur Genesung.
- **Trinken** ist wichtig, wobei die Getränke wohl temperiert und nicht zu kalt sein sollten.
- **Räume** oft und gut **lüften**, um Viren und Keime loszuwerden und Sauerstoff zu tanken.
- **Bettwäsche** und **Pyjamas** oft **wechseln**, da durch das Schwitzen Giftstoffe ausgeleitet werden, die in den Textilien verbleiben.

Das eigene Bedürfnis ist der beste Barometer:

- Brauche ich eine Wärmflasche oder einen kühlen Raum?
- Vertrage ich Socken oder habe ich lieber kühlende Wickel?
- Trinke ich, weil ich sollte oder weil ich mag?

Vorbeugung, die zur liebgewonnenen, **täglichen Gewohnheit** wird:

- **Galgant**, **Bertram**, **Meisterwurz und Zimt verwenden**
- Galgantwurzel kauen (siehe Seite 133)
- Bertrampulver ziehen (siehe Seite 129)
- Meisterwurzel kauen (siehe Seite 138)
- Pulvermischungen (siehe Seite 111) verwenden
- Zimt häufig einsetzen (siehe Seite 143).

Im Folgenden werden **„nur" zwölf Mittel vorgestellt**, weil sie so **wunderbar** und **punktgenau** helfen – und weil es nicht mehr braucht. Denn mehr ist nicht immer besser und viel ist nicht immer gut. Dadurch fällt die Wahl leicht und jede/r kann diese Mittel zuhause haben.

AKELEI

> *„Die Akelei ist kalt … Wer viel Schleim auswirft, der beize Akelei in Honig und esse sie oft und der Schleim nimmt ab und reinigt ihn. Wer Fieber hat, der zerstoße Akelei und er seihe ihren Saft durch ein Tuch und diesem Saft gebe er Wein bei und so trinke er oft und es wird ihm besser gehen."* (Ph 149)

Die Akelei ist zu Unrecht als Giftpflanze verschrien, denn wie Paracelsus sagte: „**Die Dosis macht das Gift.**" Wenn wir zu viel Kaffee trinken, kann es zu einem Koffeinschock kommen, wenn wir die Akelei richtig dosieren, wird sie zu einer wunderbaren Heilpflanze.

Akeleitropfen

Bei den ersten Anzeichen von **Grippesymptomen**, bei **Halsweh**, **erhöhter Temperatur**, **Schnupfen**, **Husten**, **Verschleimung** dieses Mittel anwenden, und zwar drei Mal täglich 15–20 Akeleitropfen einnehmen.

Achtung: Kinder von 2 bis 14 Jahren nehmen nur ½ Tropfen pro Lebensjahr!

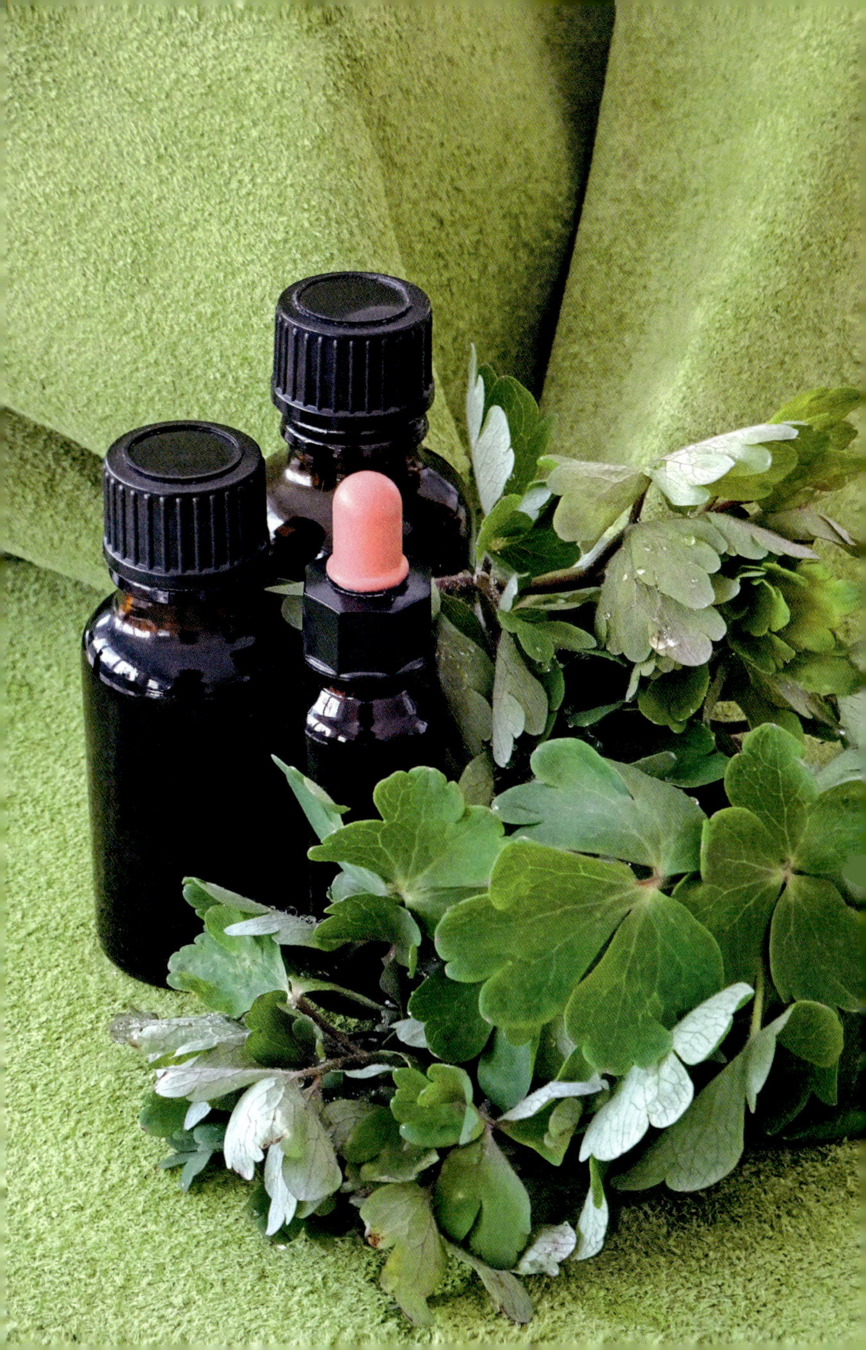

Akeleihonig

Kinder mögen den Akeleihonig lieber als die Tropfen und auch Erwachsene sind bei Verschleimung der oberen Luftwege mit dem Akeleihonig gut versorgt.

Herstellung:

500 g Bienenhonig
50 Akeleiblätter mit einem Durchmesser von ca. 2 cm vor oder nach der Blüte pflücken, sehr fein hacken und mit dem Honig vermischen.
Im Kühlschrank aufbewahren. (An Stelle der Akeleiblätter kann man auch 50 g Akeleipulver nehmen.)

Anwendung:

Pro Tag 1–2 Kaffeelöffel gut einspeicheln – Kinder entsprechend weniger.

ANDORN

> *„Der Andorn ist warm und hat genug Saft und er hilft gegen verschiedene Krankheiten. Wer in der Kehle krank ist ... auch wer Husten hat, der nehme Fenchel und Dill in gleichem Gewicht und füge ein Drittel Andorn bei und koche dies mit Wein ... und der Husten wird weichen.“* (Ph 66)

Andorn-Hustenwein:

Bei **hartnäckigem Husten**, **Schnupfen** und **Virusgrippe** diesen Wein trinken und eine Andorn-Rahm-Suppe zubereiten.
Der Andorn-Hustenwein schmeckt zwar etwas unangenehm, er hilft aber ausgezeichnet.

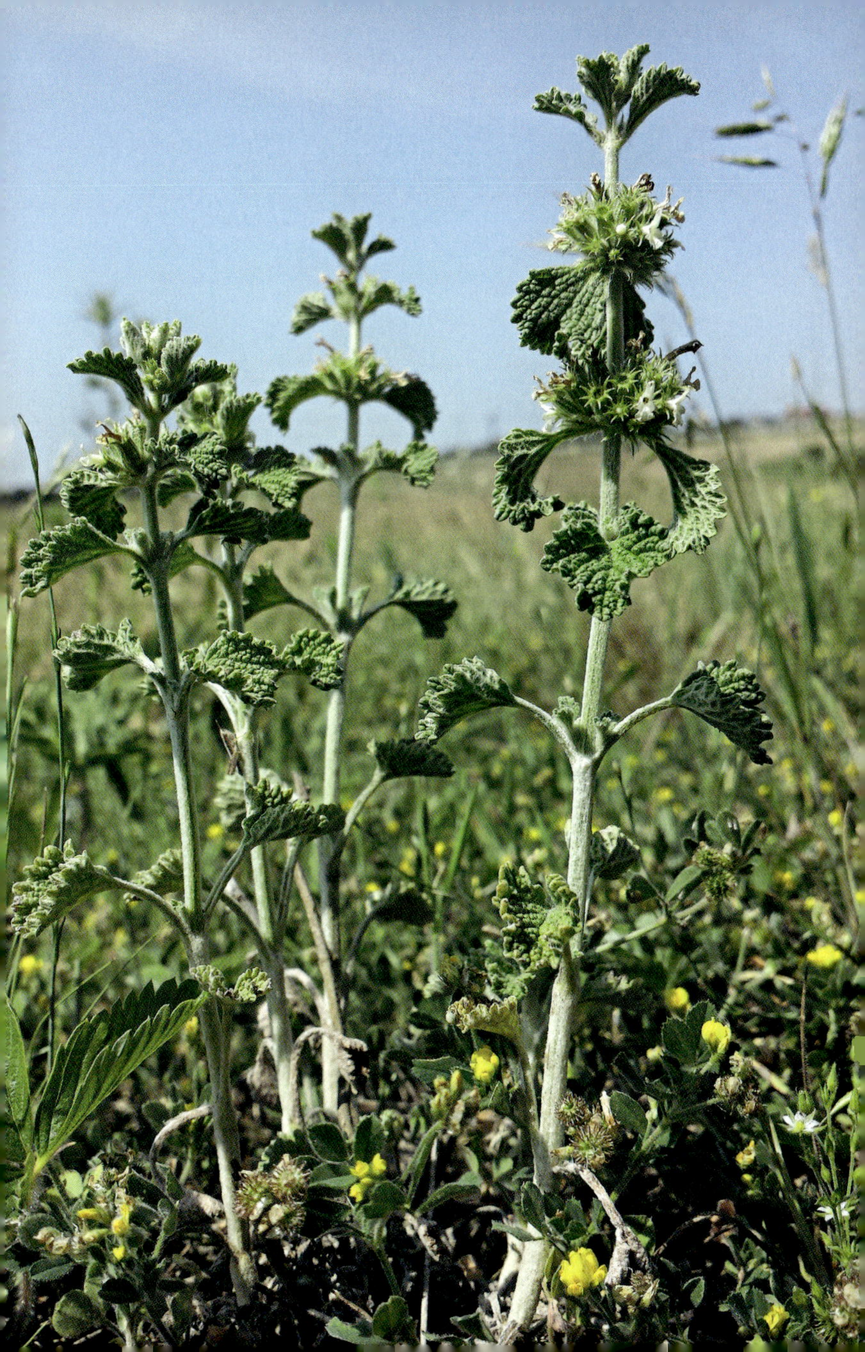

Herstellung:

½ Liter Rot- oder Weißwein	und
2 Esslöffel Andorn-Kräutermischung	4 Min. lang kochen, abseihen und abfüllen.

Andornkräutermischung:

1 Teil Andorn
3 Teile Fenchel
3 Teile Dill

Anwendung:

2–4 Mal pro Tag eine halbe Tasse Hustenwein warm trinken. Kindern bis zu 6 Jahren gibt man mehrmals täglich einen Teelöffel, Kinder bis zu 12 Jahren bekommen mehrmals täglich einen Esslöffel Andorn-Hustenwein.

Andorn-Rahmsuppe:

Sie hilft hervorragend bei **hartnäckigen Erkältungen** sowie **chronischen Entzündungen der Mandeln** und des **Rachens**. Im Idealfall kombiniert man den Andornwein mit der Suppe.

Herstellung:

1 Esslöffel Andornkraut	mit
⅛ Liter Wasser	aufkochen und abseihen. Die Abkochung mit
¼ Liter Wein	auffüllen,
1 Esslöffel Butter oder Rahm	beifügen und nochmals kräftig aufkochen.

Anwendung:

Diese Suppe zweimal täglich warm trinken, bis die Symptome verschwunden sind.

BERTRAM

„Für einen gesunden Menschen ist er gut zu essen, weil er das Blut in ihm vermehrt ... den Kranken, der schon fast in seinem Körper gestorben ist, bringt er wieder zu Kräften ... auf welche Weise immer er gegessen wird, ist er nützlich und gut ... er vertreibt die Krankheit und verhindert, dass der Mensch krank wird." (Ph 55)

Bertram ist neben Galgant eines der wichtigsten Gewürze und als Heilmittel ganz typisch für die Hildegardheilkunde. Diese wunderbare Wurzel **stärkt** unsere **Abwehrkräfte**, **beugt Infekten vor** und hilft bei **Fieber**, **Schnupfen** und **Verschleimungen** bzw. beugt diesen vor. Bertram enthält Pyrithrin (Wirkstoff gegen Malaria) und wirkt gegen **virale Infektionen** und somit auch gegen Corona Viren.
Der Bertram ist auch ein wohlschmeckendes **Küchengewürz**. Man fügt ihn täglich allen Speisen bei und entgiftet und entlastet so den Körper „ganz nebenbei".

Bertrampulver ziehen:

Als **Vorbeugung** und als **Mundhygiene** verwendet man das Bertrampulver wie beim „Ölziehen" am besten morgens vor dem Zähneputzen und wartet mit der Zahnpasta mindestens 15 Minuten, damit sich die Wirkung gut entfalten kann. Bertram bringt die „Kopfsäfte zum Fließen" und so reinigen wir den **Mund- und Rachenraum** von **Keimen**, **Viren** und **Bakterien**.
In **Erkältungszeiten** oder während einer Erkältung ist das Bertramziehen am Morgen besonders wichtig und kann auch während des Tages wiederholt werden.

Anwendung:

1–2 Messerspitzen Bertrampulver einspeicheln und mehrere Minuten durch die Zähne ziehen, ausspucken und den Mund mit Wasser ausspülen.

Bertramwein = Stärkungswein

Der Bertramwein kräftigt in gesunden und in kranken Zeiten. Er stärkt die **Verdauung**, **leitet Gifte aus**, **reinigt den Magen**, stärkt die Sehkraft und die **gesamte Konstitution**.

Herstellung:

1 gehäuften Esslöffel Bertramwurzeln	über Nacht in
1 Liter Rotwein	einweichen und stehen lassen.
	Am Morgen 10 Min. kochen, abfiltern und anschließend
3 Esslöffel Bienenhonig	dazugeben. In Flaschen füllen und im Kühlschrank lagern.

Anwendung:

Zu jedem Essen einen Schluck Wein trinken.

BROMBEERELIXIER

> *„Wenn jemand an der Lunge leidet und in der Brust hustet, dann nehme er … von den Brombeeren … und koche das stark in gutem Wein … und er wird die Gesundheit wieder erlangen und der Schleim wird von der Brust weggenommen."* (Ph 171f.)

Der Brombeerwein ist das beste Mittel gegen **hartnäckigen Husten mit Verschleimungen im Atembereich**.

Herstellung:

½ Liter Weißwein	und
2 gehäufte Esslöffel Kräutermischung	4 Min. kochen, abfiltern (gut ausdrücken) und
1–2 Esslöffel Honig	dazugeben.

Kräutermischung:

9 g geschnittene Brombeerblätter, 9 g geschnittene Bertramwurzeln
2 g Ysopkraut, 5 g Oregano

Anwendung:

3 Mal pro Tag nach dem Essen einen Schluck Wein warm trinken.

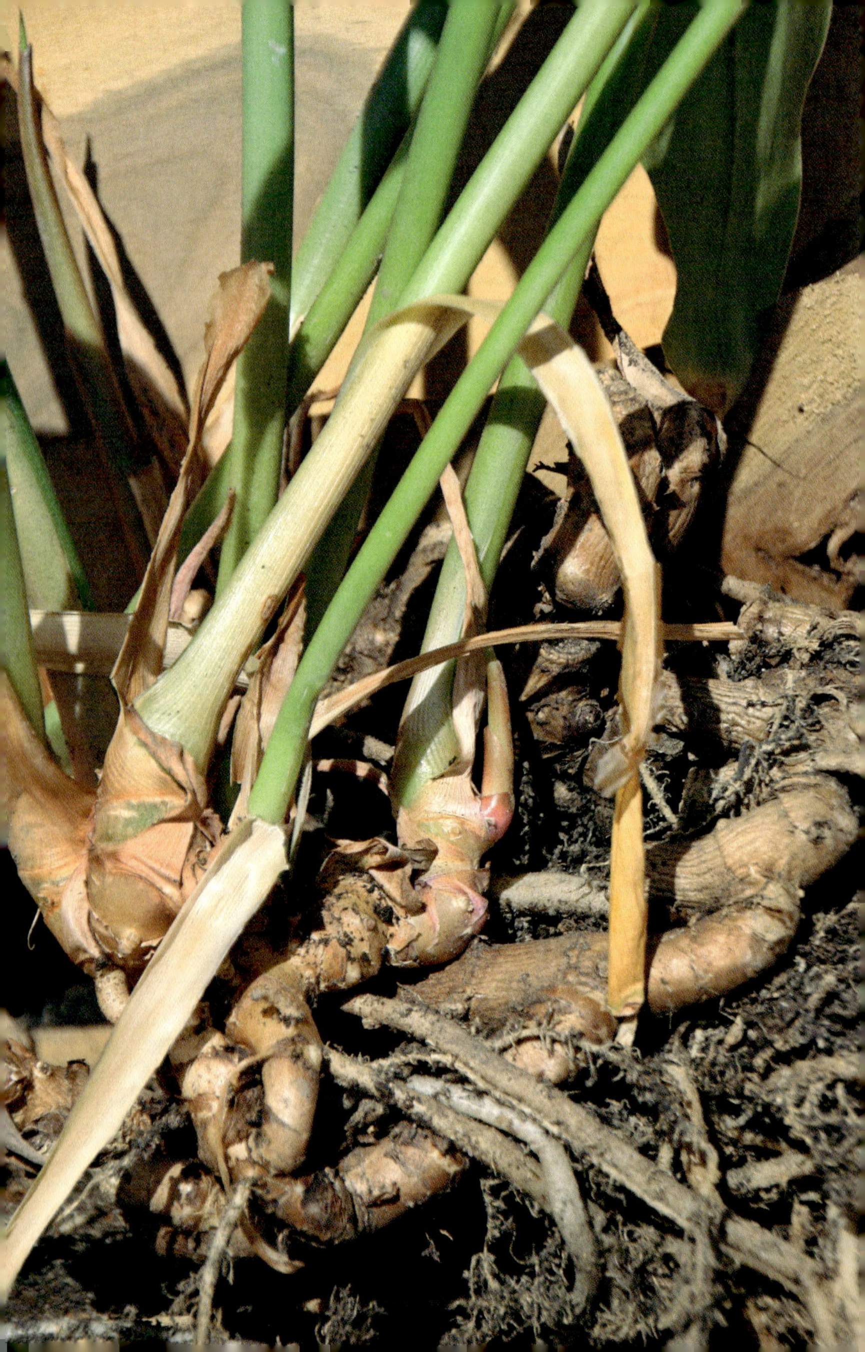

GALGANT

> *„Der Galgant ist ganz warm und hat keine Kälte in sich und ist heilkräftig. Ein Mensch, der hitziges Fieber in sich hat, pulverisiere Galgant und trinke dieses Pulver in Quellwasser … Und wer im Rücken oder in der Seite wegen üblen Säften Schmerzen hat, der siede Galgant in Wein … Und wer Herzweh hat und wer im Herzen schwach ist, der esse bald genügend Galgant und es wird ihm besser gehen."* (Ph 50)

Diese Pflanze kann fast alles und ist ein Heilmittel allererster Güte. Galgant hat **antibakterielle**, **antivirale** und **antimykotische Wirkung** und wirkt zudem **entzündungshemmend**. Galgant schützt nicht nur unsere Körperzellen vor dem Eindringen der Viren und ist ein starkes **Antioxidans**, sondern regt auch die **Blutzirkulation** und somit die **Sauerstoffversorgung** an.

Die Pharmazeutische Fakultät in Indonesien hat geforscht und im März 2020 belegt, dass Galgant, sobald er sich im Körper befindet, ganz genau den **ACE2-Rezeptor blockiert**, an dem ein Krankheitserreger andocken muss, um in die Zelle zu gelangen. **Galgant verweigert somit dem Covid-19-Virus den Eintritt.**

Galgant ist ein wichtiges Küchengewürz, das täglich Verwendung findet und auf diese Art die Gesundheit unterstützt. Er ist in allen indischen Currymischungen enthalten und ein Beweis dafür, dass Lebensmittel auch gleichzeitig Heilmittel sind.

Galgantwurzel

Als **Vorsorge** täglich zwischendurch **Galgantwurzel** kauen oder 1–2 **Galganttabletten** (bei empfindlichem Magen besser Galgant-Fenchel-Tabletten) oder 2 x 20 **Galganttropfen** einnehmen.

Im **Akutfall** ebenfalls Wurzel kauen oder Tabletten oder Tropfen einnehmen.
Bei **Fieber** Galgantwasser trinken: 2 Messerspitzen Galgantpulver in einem Glas Wasser verrühren und schluckweise trinken.
Kindern gibt man am besten einige zerdrückte Himbeeren dazu.

Galgantwein = Schmerzwein

Galgantwein hilft bei **Schmerzen aller Art**. Erkältungen und grippale Infekte verursachen oft **Kopfweh**, **Rücken-** oder **Gliederschmerzen**. Rasche Besserung bringen der Galgantwein oder die Galganttropfen.

Herstellung:

½ Liter Rotwein und	
1 gr. Kaffeelöffel Galgantwurzeln	10 min. kochen, abfiltern, im Kühlschrank lagern.

Anwendung:

Immer wieder einen Schluck Wein warm trinken (im Mund „anwärmen" und dann erst schlucken).

INDISCHER JASPIS (HELIOTROP)

„Wenn ein Mensch an einem Ohr ertaubt ist, bringe er einen Jaspis an den Mund und behauche ihn mit seinem warmen Atem, damit er dadurch erwärmt und befeuchtet wird. Dann stecke er diesen sofort ins Ohr und verschließe den Gehörgang über dem Stein mit Watte, damit die Wärme des Steines in jenes Ohr übergeht." (Ph 314)

Mit „ertaubt" meint Hildegard von Bingen das dumpfe Gefühl im Ohr und diese Anwendung hat sich in der Praxis schon oft bewährt: Bei **Ohrenschmerzen** und auch bei **Mittelohrentzündungen** eine Jaspisolive anhauchen und immer wieder ins Ohr stecken. Zusätzlich die **öligen Rebtropfen** rund ums Ohr einmassieren (s. unten).
Bei Tinnitus ebenfalls so verfahren, allerdings ohne Rebtropfen.

„Wer starken, dicken Schnupfen hat, der halte einen Jaspis vor seinen Mund und hauche ihn mit seinem warmen Atem an ... stecke ihn in die Nasenlöcher und halte sie mit der Hand zu, damit die Wärme des Steines in den Kopf gelangt." (Ph 314)

Bei **Schnupfen** eine **Jaspisolive** anhauchen und abwechselnd in beide Nasenlöcher stecken. Der eigene Atem ist Teil dieses Heilmittels.

KÖNIGSKERZEN-FENCHELWEIN = STIMMKRÄUTERWEIN

„Wer in der Stimme und in der Kehle heiser ist und wer in der Brust Schmerzen hat, der koche Königskerze und Fenchel in gleichem Gewicht in gutem Wein und seihe das durch ein Tuch und trinke es oft und er wird die Stimme wieder erlangen und er heilt die Brust.“ (Ph 141)

Bei **Heiserkeit**, **Halsweh** oder **Entzündungen im Rachen** mehrmals täglich diesen Wein warm trinken. Frisch zubereiteten Wein in eine Thermoskanne füllen, den Vorrat schluckweise im Mund anwärmen und dann erst schlucken oder in einem heiß ausgespülten Gläschen anwärmen.

Herstellung:

¼ Liter Rotwein	und
1 Esslöffel der Stimmkräuter-Mischung	4 Min. lang kochen, absieben und etwas
Bienenhonig	dazugeben.

Kräutermischung:

1 Teil Königskerzenblüten
1 Teil Fenchelkraut

Anwendung:

Einen Esslöffel bzw. einen Schluck pro Stunde warm einnehmen.

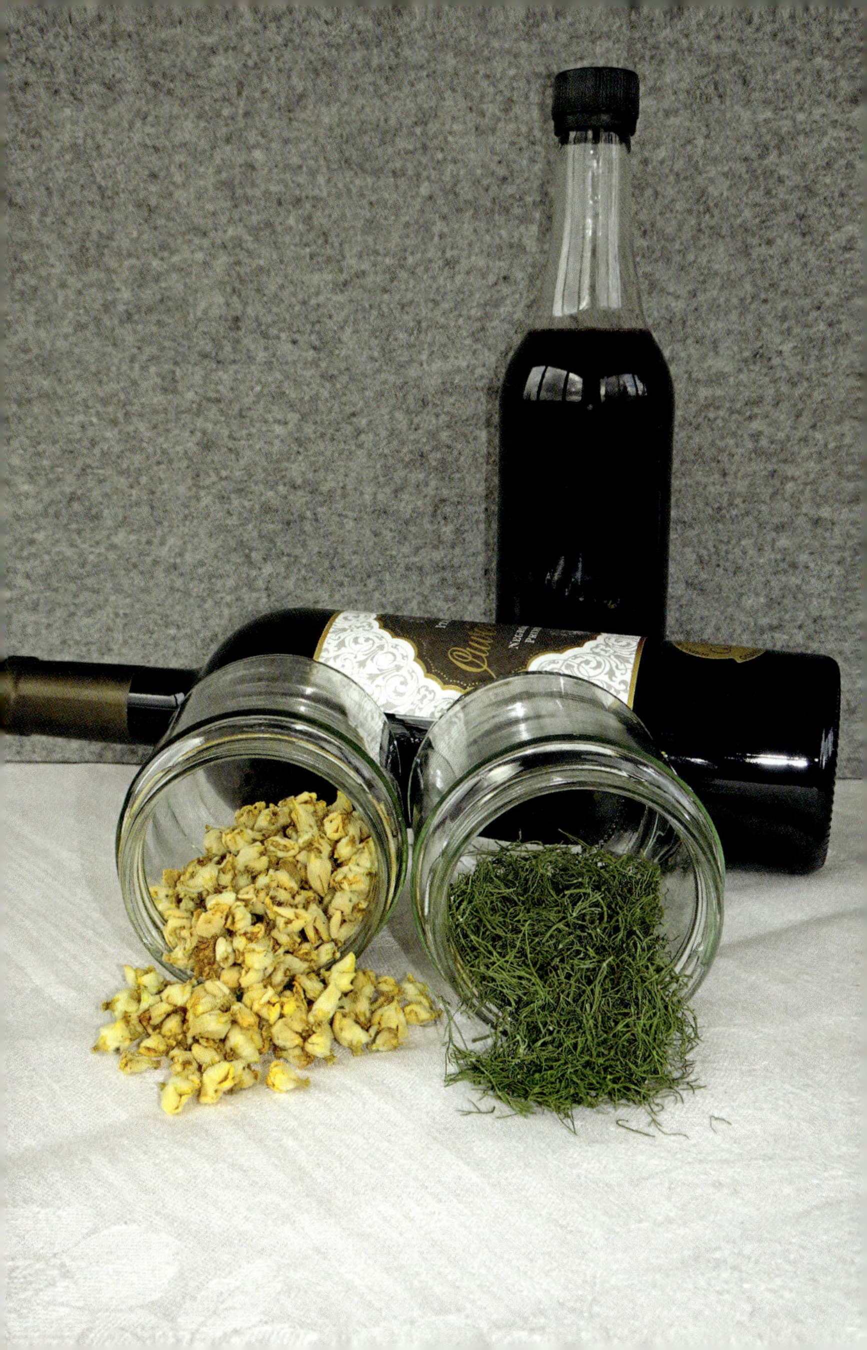

MEISTERWURZ

„Die Meisterwurz ist warm und taugt gegen Fieber. Denn wer Fieber hat, welcher Art es auch sei, der nehme Meisterwurz und zerstoße sie mäßig und wenn er sie so zerstoßen hat, gieße er einen halbe Becher Wein … und lasse das über Nacht stehen." (Ph 170)

Diese Pflanze hat ihren Namen zurecht bekommen. Sie ist die **Meisterin aller Wurzeln** und wird auch **Ginseng der Alpen** genannt. Sie ist in Apotheken erhältlich, kann aber auch im Garten angebaut und im Herbst oder im zeitigen Frühjahr geerntet und getrocknet werden.

Meisterwurz kauen

Als Vorbeugung gegen Erkältungen und gegen Viren: zwischendurch Wurzeln kauen.

Meisterwurz-Wein

Der Meisterwurz-Wein ist ein Universalmittel bei **Fieber**, **Infektionen**, **Eiterungen** und **Entzündungen aller Art**. Er ist das Mittel bei **Schnupfen**, **Stirnhöhlenentzündung**, **Bronchitis** und begleitend bei einer **Lungenentzündung**.

Herstellung:

Einen Esslöffel klein geschnittene Meisterwurz in eine Tasse geben und so viel Wein hinzufügen, bis die Wurzeln gut bedeckt sind (Wurzeln quellen nach). Über Nacht stehen lassen. Am Morgen nochmals 3–5 Esslöffel Wein zugeben und abseihen.

Anwendung:

Den Wein jeweils vor den Mahlzeiten einnehmen und wenn möglich aufbrauchen. Am Ende des Tages den Rest wegschütten, denn dieser Fieberwein muss jeden Tag frisch zubereitet werden. Den Meisterwurz-Wein in leichten Fällen 3 Tage, in schweren Fällen 5 Tage lang trinken.

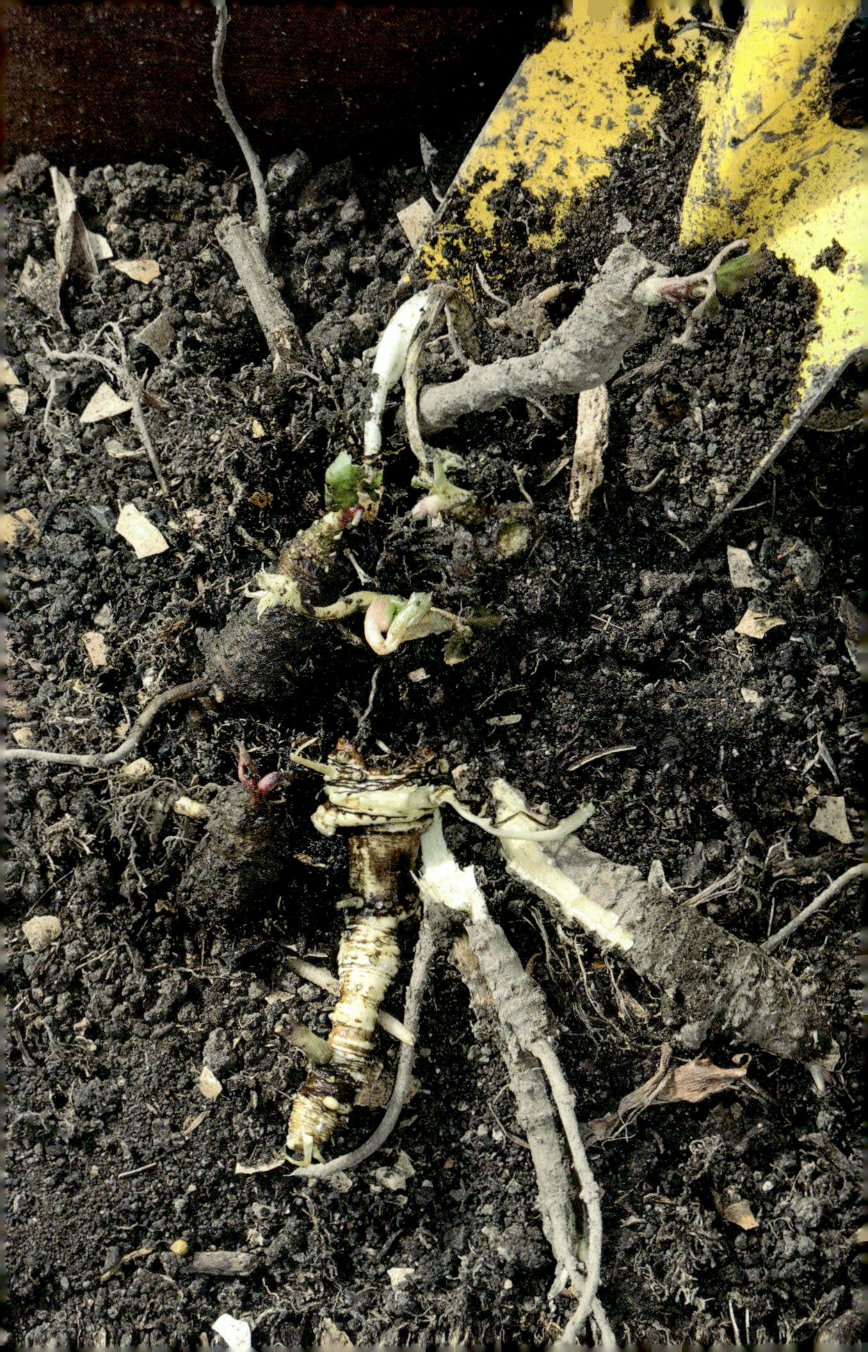

Die **Meisterwurz-Kur** hat sich auch bei **Nebenhöhlenentzündungen** und **hartnäckiger Bronchitis** bewährt.
Man nimmt das Mittel auf folgende Art ein:
5 Tage einnehmen, 5 Tage Pause, 3 Tage einnehmen, 3 Tage Pause, einen Tag einnehmen, einen Tag Pause; dann wieder 3 Tage einnehmen, 3 Tage Pause und 5 Tage einnehmen.
In hartnäckigen Fällen dieses Auf und Ab von 5 – 3 – 1 nochmals wiederholen.

ÖLIGE REBTROPFEN

„Die Weinrebe hat feurige Wärme und Feuchtigkeit … Wenn das Rebschoss von der Rebe abgeschnitten wird, sind jene Tropfen, die von morgens mit mittags aus jenem Einschnitt fließen, gut und nützlich. Daher soll der Mensch sie in ein Töpfchen auffangen und ihnen Olivenöl beigeben. Und wenn er Ohren- oder Kopfschmerzen hat, soll er sich damit salben und es wird ihm besser gehen." (Ph 282f.)

Bei erkältungsbedingten **Ohrenschmerzen**, **Ohrenentzündungen** und **Mittelohrentzündungen** die Rebtropfen sanft rund ums Ohr und über die Seitenstränge einmassieren.
Bei **Kopfschmerzen** die Rebtropfen auf den Schläfen einmassieren.

PELARGONIENPULVER

„Der Reiherschnabel (Pelargonie) ist sehr warm und hat etwas Feuchtigkeit und beinahe die Kraft von Gewürzen in sich. Nimm daher Reiherschnabel und weniger Bertram als Reiherschnabel und Muskatnuss weniger als Bertram ... Und wer Schnupfen hat, lege das Pulver an seine Nase und ziehe seinen Duft ein.“ (Ph 167)

Bei **Schnupfen** und Anzeichen von **Grippesymptomen** einen halben Teelöffel Pelargonienpulver in der Handfläche verreiben, daran riechen und den Rest aus der Handfläche schlecken.

Bei **Erkältungskopfweh** einen Teelöffel Pelargonienpulver mit Salz auf ein Stück Dinkelbrot streuen und essen.

Bei **Heiserkeit**, **Halsweh** und **Grippesymptomen** einen Teelöffel Pelargonienpulver mit einer Tasse Wein aufkochen, kurz ziehen lassen und heiß trinken. Anschließend ruhen oder noch besser schlafen gehen. Dieses Mittel ist auch unter dem Namen „Grippewein“ bekannt.

Bei **Herzschmerzen** während oder nach einer **Grippe** drei Mal täglich ½ Kaffeelöffel Pelargonienpulver übers Essen streuen.

Kräutermischung:

10 g Pelargonienpulver, 6 g Bertramwurzelpulver, 4 g Muskatnusspulver

RAINFARN

„... ist warm und etwas feucht und ist gut gegen alle überfließenden und ausfließenden Säfte, denn wer Schnupfen hat oder hustet, der esse Rainfarn entweder in Suppe oder in Kuchen oder mit Fleisch oder auf irgendeine Weise." (Ph 111f.)

Der Rainfarn ist mehr Heil- als Küchengewürz und vor allem ist er ein wichtiges Mittel bei **trockenem Husten** und bei **Reizhusten**. In beiden Fällen sollte man ihn häufig passenden Gerichten beimengen.
Bewährt hat sich eine Einbrennsuppe mit Dinkelfeinmehl.

Rainfarnmehlsuppe (pro Portion):

1 Esslöffel Dinkelfeinmehl	
1 Msp. Rainfarnpulver	mit
wenig Wasser	glattrühren, in
¼ Liter kochendes Wasser	einrühren,
1 Kaffeelöffel Butter	und
Salz	dazugeben, 10 Min. köcheln lassen und langsam essen.

Rainfarnbouillon (pro Portion):

1 Esslöffel Dinkelfeinmehl	
1 Msp. Rainfarnpulver	
1 Esslöffel Dinkelgrieß	und
1 Ei	verquirlen und in
1 Liter Hühnerbouillon	oder
Gemüsebrühe	einrühren und 10 Min. köcheln lassen, mit
Salz	abschmecken.

ZIMT

„Der Zimt ist sehr warm und hat starke Kräfte und auch mäßige Feuchtigkeit in sich. Aber seine Wärme ist so stark, dass sie jene Feuchtigkeit unterdrückt und wer ihn oft isst, dem mindert der Zimt die üblen Säfte und bereitet ihm gute Säfte." (Ph 56f.)

Dieses beliebte Weihnachtsgewürz wärmt und dient der „rechten Säftereinigung im Kopf". Zimt ist ein wichtiger Zusatz in einigen Hildegardelixieren und in den Energiekeksen. Er wirkt antiviral, entzündungshemmend, antioxidativ und krebshemmend. Deshalb sollte er so oft wie möglich als Küchengewürz eingesetzt werden und in Erkältungszeiten ganz besonders häufig, denn er hilft bei **Nasennebenhöhlenentzündungen**, **Schwellung der Nasenschleimhaut** und bei **Abstumpfung von Geruchs- und Geschmackssinn!** Gerade bei den häufig beschriebenen Symptomen von **Geschmacks- und Geruchsverlust Corona-Erkrankter** ist Zimt eine große Hilfe.

Anwendung:

So oft wie möglich über Speisen streuen oder mitkochen und Kompotte und Obstkuchen mit Zimt verfeinern.

Reisgerichten, Curries und Eintöpfen gibt ein Hauch Zimt das besondere Etwas.

1–2 Messerspitzen Zimt auf ein Stück Dinkelbrot streuen, gut einspeicheln und langsam kauen, damit die Wirkung über die Schleimhäute optimal ist.

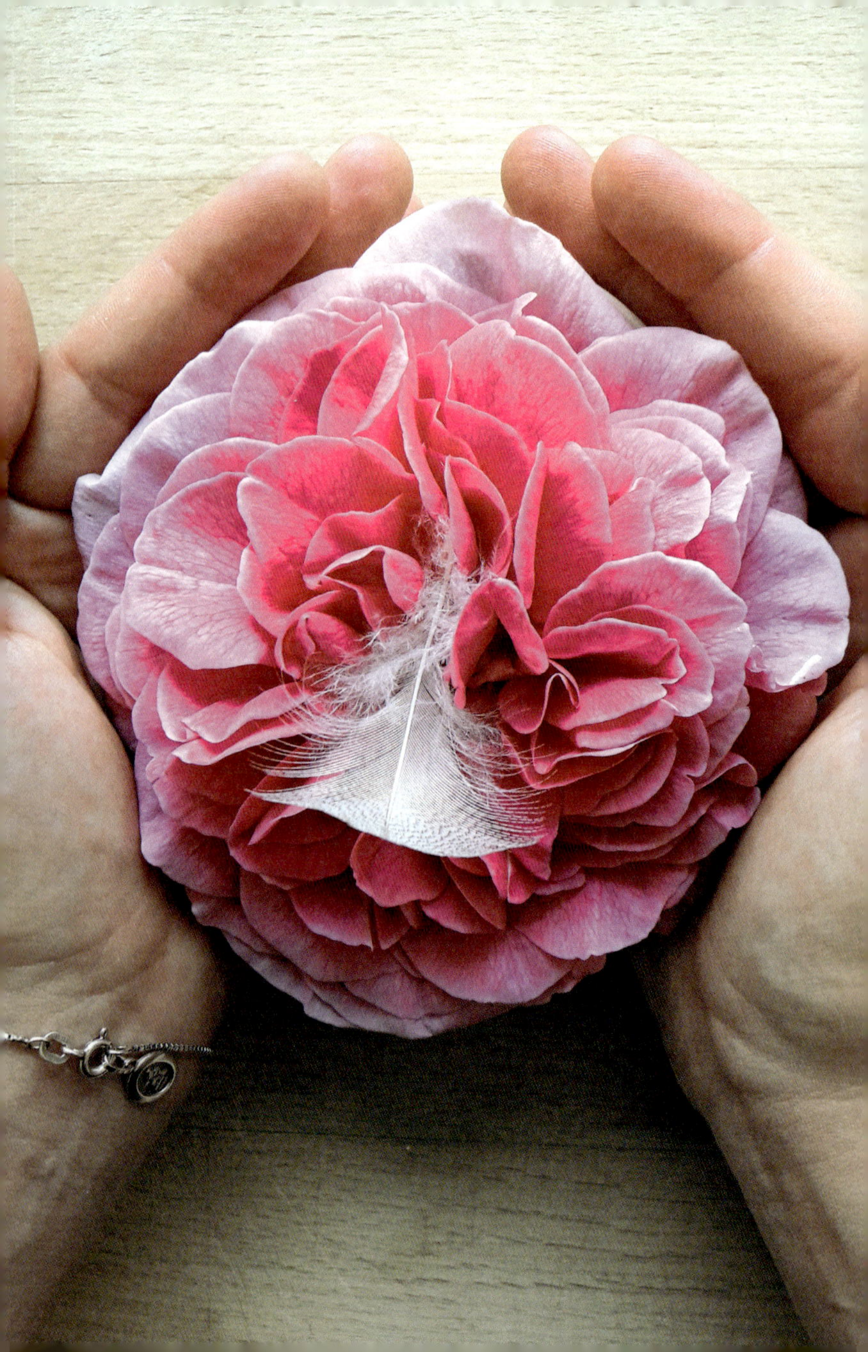

Vertrauen hilft und Liebe nährt

„Die Liebe ist jener Lufthauch, der alles Grüne nährt und die Blüten sprießen lässt mit ihren reifenden Früchten. Und sie ist auch jener Regen, der aus dem Tau herweht und zu einem fröhlichen Leben führt.“ (LVM 136)

Die Anregungen in diesem Buch sollen helfen, auf Gott, ins Leben und in den eigenen Körper zu vertrauen und die vielen Möglichkeiten auszuschöpfen, die uns zur Verfügung stehen. Wir alle können täglich dazu beitragen, dass wir gesund und kraftvoll bleiben – oder es werden. Wer die sechs Goldenen Lebensregeln zum „Handlauf durch den Alltag“ macht, gewinnt inneren Halt und spürt seine wahren Bedürfnisse wieder besser.
Mit den Heilmitteln unterstützen wir körperliche und seelische Prozesse, wir gelangen zu einer positiven Lebenshaltung und finden dadurch Zuversicht und Hoffnung in schwierigen Zeiten.

Wir können dafür Sorge tragen, dass wir in gesunden Beziehungen genährt werden und diese Erfahrung an andere weitergeben. Wir können darauf vertrauen, dass uns die Liebe zur Natur, zur Schöpfung und zu unseren Mitmenschen ebenfalls nährt und durch den Alltag und auch durch Krisen trägt. Wir können – wie Mahatma Gandhi sagte – die Veränderung sein, die wir uns für die Welt wünschen, denn es kommt immer auf jede/n Einzelne/n an. So hoffe und vertraue ich – mit Ihrer Mithilfe – einen kleinen Beitrag zu dieser Veränderung leisten zu können.

In diesem Sinne wünsche ich Ihnen von Herzen
gute Gesundheit und alles Liebe

Brigitte Pregenzer

Quellennachweis

Die Originalzitate stammen aus folgenden Büchern der Hildegard von Bingen:

- Der Mensch in der Verantwortung / Liber Vitae Meritorum **(LVM)**, Herder Spektrum, Freiburg 1994
- Heilwissen / Causae et Curae **(CC)**, Herder Spektrum, Freiburg 1994
- Wisse die Wege / Scivias **(Sc)**, Herder Spektrum, Freiburg 1992
- Das Buch der Göttlichen Werke / Liber Divinorum Operum **(LDO)**, Hovine Verlag, Ronchin 1990
- Heilkraft der Natur / Physica **(Ph)**, Pattloch Verlag, Augsburg 1993
- Hildegard von Bingen, Die Briefe **(Br)**, Pattloch Verlag, Augsburg 1997

Literaturempfehlung

Die große Hildegardapotheke, Dr. Gottfried Hertzka und Dr. Wighard Strehlow, Verlag Hermann Bauer

Darm mit Charme, Giulia Enders, Ullstein

How Not To Die, Dr. Michael Greger, Unimedica

Die Botschaft der Nahrung, Dr. Fritz-Albert Popp, Zweitausendeins

Die Heilkraft des Wassers, Dr. Masaru Emoto und Jürgen Fliege, KOHA-Verlag

Das Schlafbuch, Dr. Peter Spork, Rowohlt

Was uns krank macht, was uns heilt, DDr. Christian Schubert, Korrektur Verlag

Generation Maske, Dr. Stefan Hockertz, Kopp Verlag

Natur und Heilen. Die Monatszeitschrift für gesundes Leben

Das Leben ist Religion, Willigis Jäger, Kösel

Vom Vorteil, gut zu sein, Niklaus Brantschen, Kösel

Schritte der Achtsamkeit, Thich Nhat Hanh, Herder

Stichwortverzeichnis

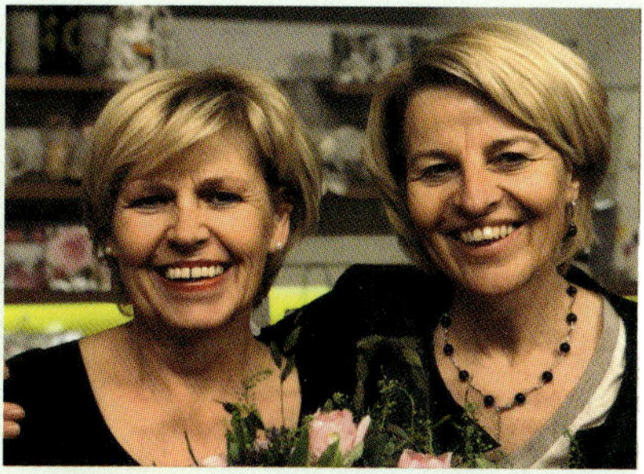

Einfach Leben
Naturladen
nach Hildegard von Bingen

Dorf 40
A-6235 Reith im Alpbachtal
Tel.: 05337/20615
www.hildegard-einfachleben.at

Öffnungszeiten:
Mo, Do, Sa von 08:30 bis 12:00
Di, Mi, Fr von 08:30 bis 12:00
& von 15:00 bis 19:00

Kompetenz, Fachberatung und eine große Auswahl an Hildegard Steinen & Produkten in unserem **Naturladen in Reith im Alpbachtal.** Wir freuen uns auf Ihren Besuch!

Maria Naschberger, Irmgard Rendl

Hildegard Garten
www.hildegardgarten.info

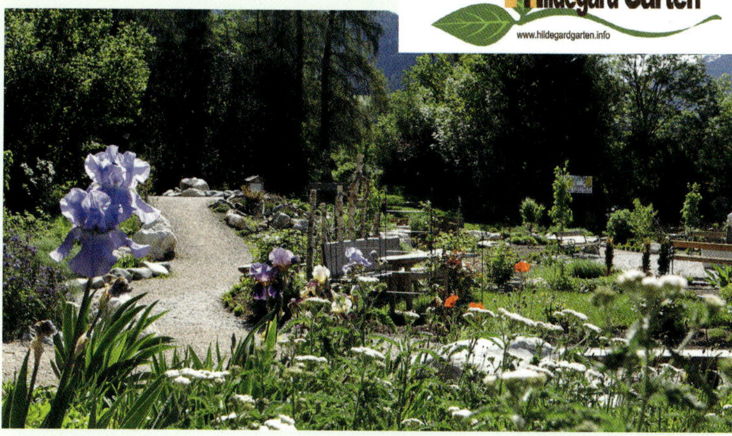

Seit 2011 blüht und gedeiht es im Hildegardgarten in Reith im Alpbachtal. Gönnen Sie sich eine Auszeit, genießen Sie den Duft verschiedenster Kräuter und Blumen und spüren Sie die Viriditas (die Grünkraft) die Sie wieder durchatmen lässt. Unser Garten ist ganzjährig bei freiem Zutritt geöffnet. Führungen finden von Mai bis Oktober jeweils am Mittwoch um 10:00 statt. Individuelle Führungen ab 12 Personen werden auf Anfrage angeboten.
Info Führungen: 0043 / 664 5382 143

Gesund leben mit Hildegard von Bingen

8. Auflage

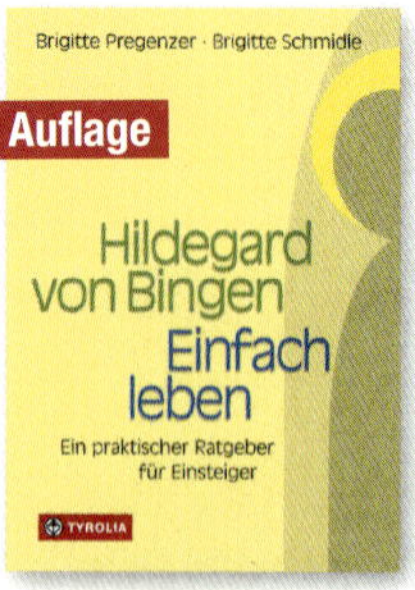

160 Seiten, ISBN 978-3-7022-2462-2

Pregenzer / Schmidle
Einfach leben
Dieses Buch vermittelt die Grundzüge der Hildegard-Lehre.

5.Auflage

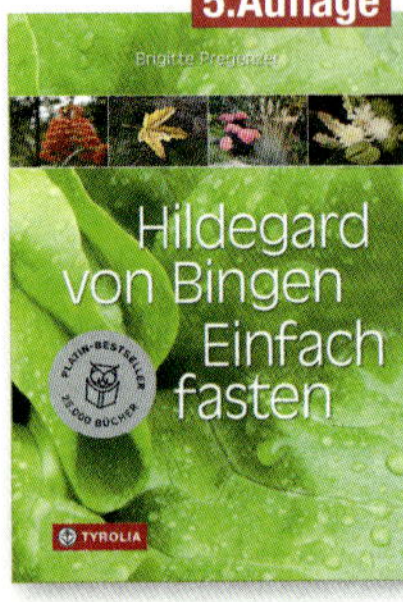

240 Seiten, ISBN 978-3-7022-3671-7

Brigitte Pregenzer
Einfach fasten
Ganzheitliches Fasten nach den Lehren der Hildegard von Bingen.

4. Auflage

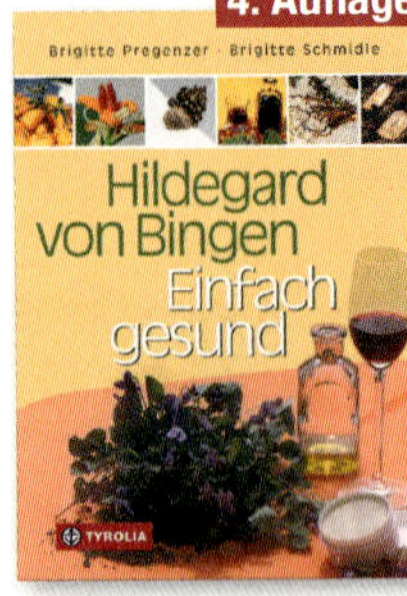

240 Seiten, ISBN 978-3-7022-2747-0

Pregenzer / Schmidle
Einfach gesund
Das Nachschlagewerk zur Hildegard-Medizin.

2. Auflage

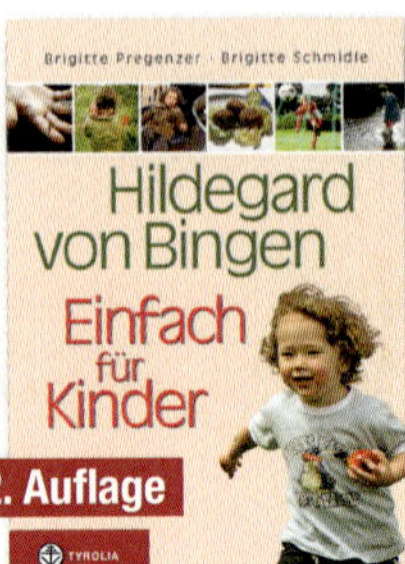

256 Seiten, ISBN 978-3-7022-2989-4

Pregenzer / Schmidle
Einfach für Kinder
Wertvolle Tipps für eine verantwortungsvolle Kindererziehung.

6. Auflage

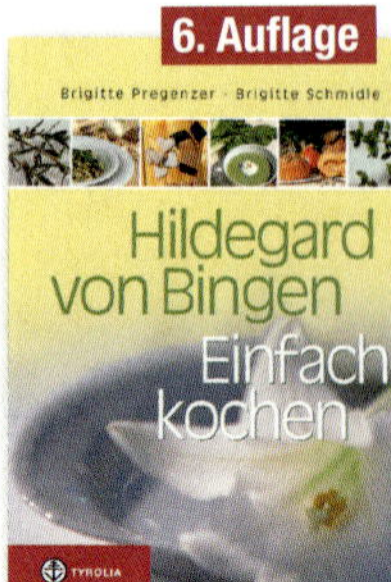

176 Seiten, ISBN 978-3-7022-2465-3

Pregenzer / Schmidle
Einfach kochen
Das praktische Kochbuch mit 200 Rezepten für alle, die eine leichte und gesunde Küche lieben.

3. Auflage

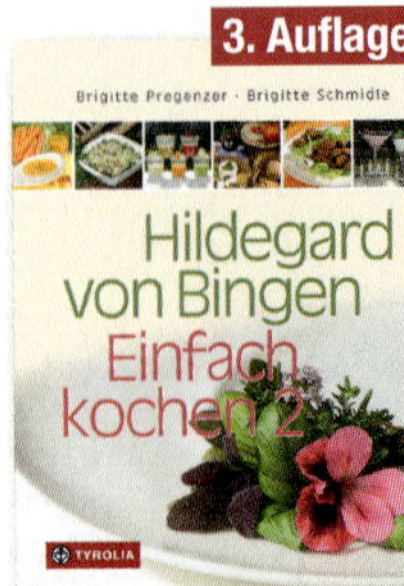

248 Seiten, ISBN 978-3-7022-3154-5

Pregenzer / Schmidle
Einfach kochen 2
Die Fortsetzung des Kochbuch-Klassikers mit 230 neuen gesunden Rezepten.